本书获
贵州省卫健委省级重点建设学科"慢性非传染性疾病控制"项目、
贵州省传染病预防与控制人才基地项目资助

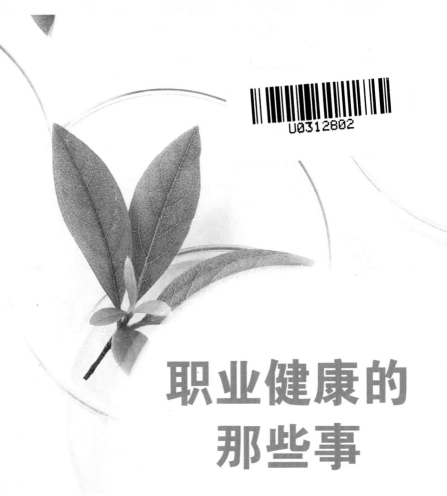

职业健康的
那些事

贵州省疾病预防控制中心　编

刘　浪　贺瑶瑶　简子海　欧阳湖　王艺颖　主编

刘　涛　胡远东　孟豫筑　丛书主编

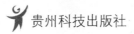

贵州科技出版社

图书在版编目（CIP）数据

职业健康的那些事 / 贵州省疾病预防控制中心编；
刘浪等主编. -- 贵阳 : 贵州科技出版社，2022.7

（"健康贵州"丛书 / 刘涛，胡远东，孟豫筑主编. 第三辑）

ISBN 978-7-5532-1076-6

Ⅰ.①职… Ⅱ.①贵… ②刘… Ⅲ.①职业病－防治
－普及读物 Ⅳ.①R135-49

中国版本图书馆CIP数据核字（2022）第099928号

职业健康的那些事

ZHIYE JIANKANG DE NAXIESHI

出版发行	贵州科技出版社	
地　　址	贵阳市中天会展城会展东路A座（邮政编码：550081）	
网　　址	http://www.gzstph.com　http://www.gzkj.com.cn	
出 版 人	朱文迅	
经　　销	全国各地新华书店	
印　　刷	贵州新华印务有限责任公司	
版　　次	2022年7月第1版	
印　　次	2022年7月第1次	
字　　数	158千字	
印　　张	11	
开　　本	710 mm×1000 mm　1/16	
书　　号	ISBN 978-7-5532-1076-6	
定　　价	42.00元	

天猫旗舰店：http://gzkjcbs.tmall.com

京东专营店：https://mall.jd.com/index-10293347.html?from=pc

《职业健康的那些事》
编委会

主　编：刘　浪　贵州省疾病预防控制中心
　　　　贺瑶瑶　贵州省疾病预防控制中心
　　　　简子海　贵州省疾病预防控制中心
　　　　欧阳湖　贵州省疾病预防控制中心
　　　　王艺颖　贵州省疾病预防控制中心

编　委（以姓氏笔画为序）：
　　　　王艺颖　贵州省疾病预防控制中心
　　　　田　青　贵州省疾病预防控制中心
　　　　邹　丽　贵州省疾病预防控制中心
　　　　刘　浪　贵州省疾病预防控制中心
　　　　杨军红　贵州省疾病预防控制中心
　　　　陈子良　贵州省疾病预防控制中心
　　　　欧阳湖　贵州省疾病预防控制中心
　　　　周东海　贵州省疾病预防控制中心
　　　　周光荣　贵州省疾病预防控制中心
　　　　胡贤荣　贵州省疾病预防控制中心
　　　　贺瑶瑶　贵州省疾病预防控制中心
　　　　简子海　贵州省疾病预防控制中心

"健康贵州"丛书编委会

主　编：刘　涛　胡远东　孟豫筑

编　委：李艳辉　赵否曦　徐莉娜　张人华

　　　　冯　军　刘　浪　伍思璇　杨林谕

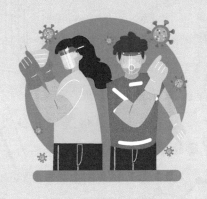

前　言

　　我国职业群体庞大，而从业者的职业周期几乎占据了其生命周期的一半或以上，因此保护职业群体的健康成为摆在眼前的现实问题，亟待解决。2016 年 8 月，全国卫生与健康大会召开；2016 年 10 月，中共中央、国务院印发《"健康中国 2030"规划纲要》，提出"健康是促进人的全面发展的必然要求，是经济社会发展的基础条件。实现国民健康长寿，是国家富强、民族振兴的重要标志，也是全国各族人民的共同愿望"。

　　职业病是指企业、事业单位和个体经济组织等用人单位的劳动者在职业活动中，因接触粉尘、放射性物质和其他有毒、有害物质等因素而引起的疾病。职业病严重危害劳动者的健康，职业群体的健康直接影响到国民经济的发展和进步，职业病的防治是健康中国战略不可缺少的一环。我国职业群体基数大、职业病人数不断增加。《2020 年我国卫生健康事业发展统计公报》数据显示，2020 年全国共报告各类职业病新病例 17 064 例，其中职业性尘肺病（肺尘埃沉着病）及其他呼吸系统疾病 14 408 例（其中职业性尘肺病 14 367 例），职业性耳鼻喉口腔疾病 1310 例，职业性传染病 488 例；因尘肺病死亡 6668 例。职业病防治的形势不容乐观。

让人人都成为自己的健康管理者，提高职业群体对职业健康问题的认知度和重视程度，是促进职业健康工作的有效措施，因此职业健康的宣传科普工作显得尤为重要。本书通过一问一答的形式，对职业卫生基础知识、职业健康监护基础知识、职业病相关的法律法规等大众关心的问题进行解答，让读者对职业健康有一个较为全面、系统的认识。本书旨在帮助广大读者在职业活动中更好地保护自己的健康和维护自己的合法权益。

编　者

2022 年 6 月

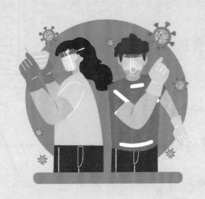

目 录

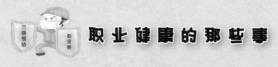

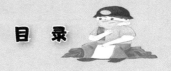

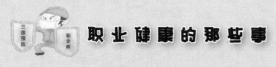

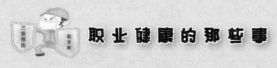

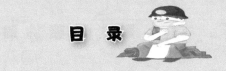

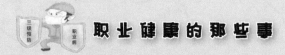

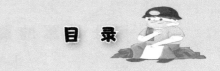

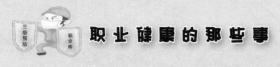

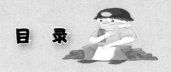

第一篇
基础知识

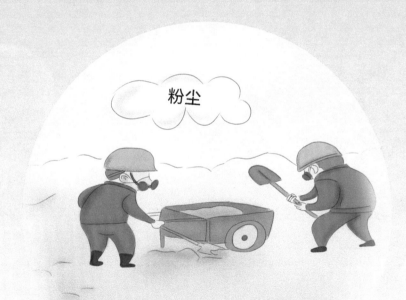

粉尘

一、职业卫生基础知识

1. 什么是职业病危害因素?

职业病危害因素是指从事职业活动的劳动者在生产活动中接触到的可能对身体健康造成不良影响的因素，主要包括各种有害的化学因素（如汽油中的苯）、物理因素（如高温）、生物因素（如布鲁杆菌）等。

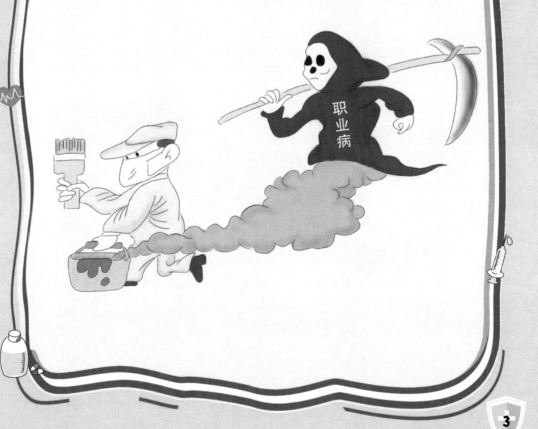

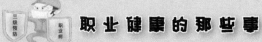

2. 职业病危害因素包括哪些?

　　根据《职业病危害因素分类目录》，职业病危害因素包括粉尘、化学因素、物理因素、放射性因素、生物因素和其他因素。粉尘包含矽尘、煤尘、石墨粉尘、炭黑粉尘等共52种；化学因素包含镉及其化合物、汞及其化合物、锰及其化合物等共375种；物理因素包含噪声、高温、振动等共15种；放射性因素包含非密封放射性物质、铀及其化合物等共8种，生物因素包含艾滋病病毒、布鲁杆菌等共6种；其他因素包含金属烟、刮研作业等共3种。

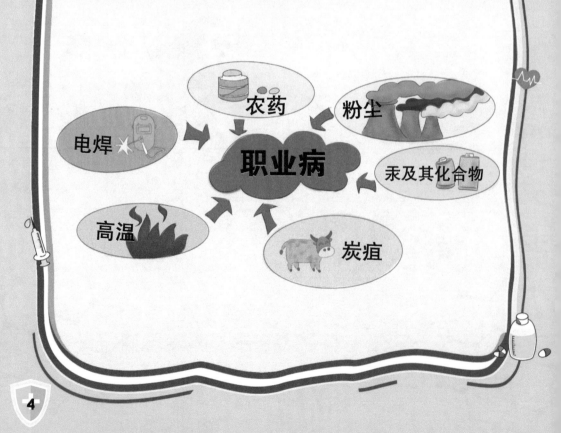

3. 职业病危害因素存在于哪些环节?

职业病危害因素主要存在于以下环节:

（1）生产工艺过程: 生产工艺过程中使用的生产原料、添加的生产辅料、产生的中间产品、最终产品等均有可能存在职业病危害因素。

（2）劳动过程: 劳动强度过大、组织制度不合理、劳动作息制度不合理等。

（3）生产环境: 生产环境中存在的职业病危害因素, 如夏季的高温、高原环境下的低气压等。

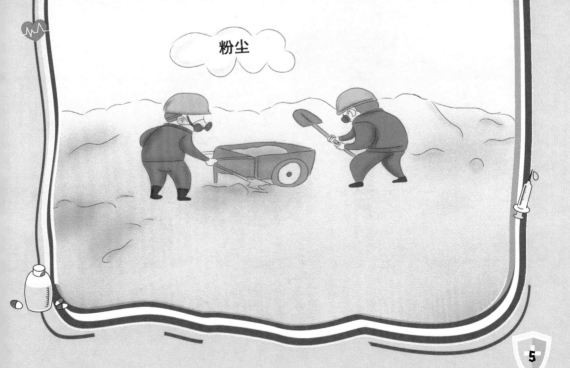

粉尘

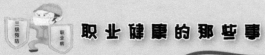
4. 如何预防职业病？

　　职业病的预防可分为三级。第一级预防又称病因预防，即从根本上消除或控制职业性危害因素，比如采用无毒原料代替有毒原料。第二级预防又称三早预防，是为了早期发现病损并诊断职业病，及时给予处理。第三级预防又称临床预防，是指患病后给予积极治疗、促进康复、防治并发症等措施。

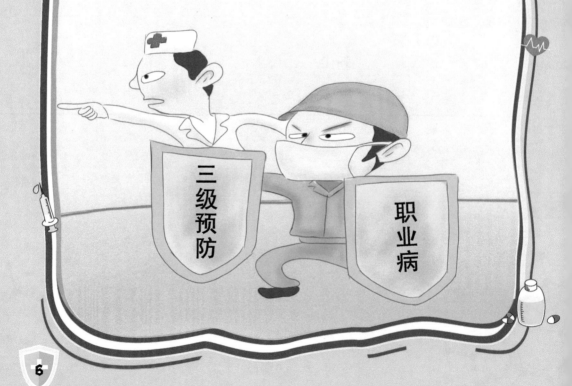

5. 什么是职业病?

　　《中华人民共和国职业病防治法》关于职业病的定义:是指企业、事业单位和个体经济组织等用人单位的劳动者在职业活动中,因接触粉尘、放射性物质和其他有毒、有害因素而引起的疾病。

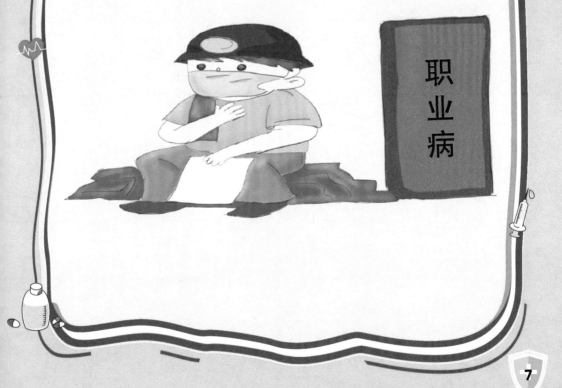

职业病

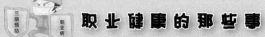

6. 职业病有何特点?

　　职业病的特点:①病因有特异性,也就是说只有在接触职业病危害因素后才有可能患职业病。这也是在诊断职业病时必须进行职业史调查、职业性危害因素接触调查、现场调查等的原因。②不同接触人群的发病特征不同。由于接触情况和接触个体的差异,可以造成不同的接触者有不同的发病特征。③大多数职业病若能早期诊断,合理治疗,预后较好。④大多数职业病尚无特效救治方法,只能通过对症治疗缓解疾病症状,却没有办法根治。

预防为主　　防治结合

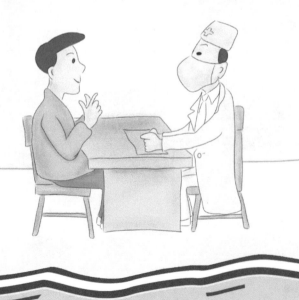

7. 什么是工作有关疾病?

工作有关疾病是一种与工作有联系,且和多种因素相关的疾病。工作有关疾病和法定职业病相比,并不具有立法意义,范围更为广泛。常见的工作有关疾病如精神焦虑、抑郁、神经衰弱、慢性支气管炎、肺气肿、心血管疾病、胃肠道疾病等。

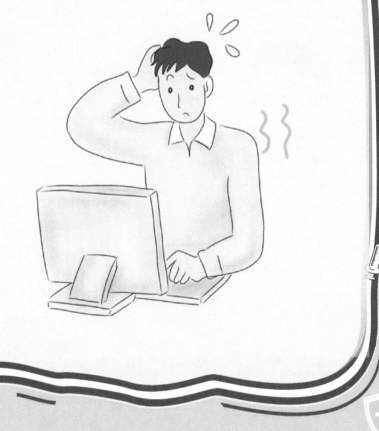

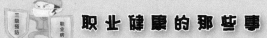

8. 什么是职业禁忌证?

职业禁忌证是指从事特定职业或者接触特定职业危害因素时，比其他人更易遭受职业危害和罹患职业病，或可能导致原有自身疾病病情加重等个人特殊的生理、病理状态。例如本来耳朵有疾病（如听力下降）的人，从事噪声作业很有可能加重原有的耳朵疾病，因此耳朵有疾病是噪声作业的职业禁忌证。

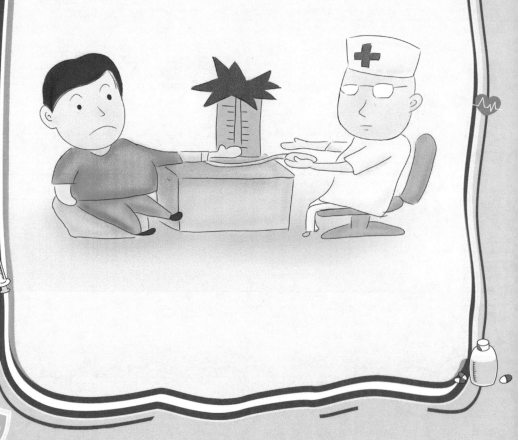

9. 职业病的发病主要与哪些因素有关?

职业病的发病主要与三个因素有关:一是危害因素的性质,例如结晶型游离二氧化硅比隐晶型游离二氧化硅致肺纤维化能力更强;二是危害因素的浓度或强度,通常来讲,危害因素的浓度越大或强度越高,越容易引发职业病;三是个体的身体状况,包括营养状况、生活习惯、身体锻炼情况等。

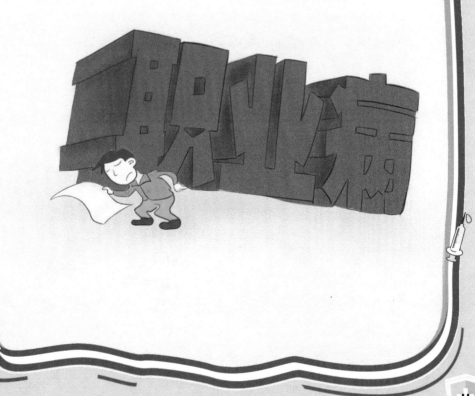

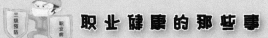

10. 我国法定职业病有哪些?

　　《职业病分类和目录》将职业病分为职业性尘肺病及其他呼吸系统疾病、职业性皮肤病、职业性眼病、职业性耳鼻喉口腔疾病、职业性化学中毒、物理因素所致职业病、职业性放射性疾病、职业性传染病、职业性肿瘤、其他职业病,共计10类132种。

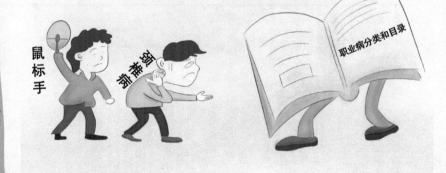

查查看是否有职业病

11. 什么是工伤?

工伤是指职工在工作或其他职业活动中因意外事故或职业病造成的伤残或死亡。工伤为意外事故，因此难以预测其是否发生，通过提高安全意识、加强防护措施、改进设备结构等能够减少工伤的发生。

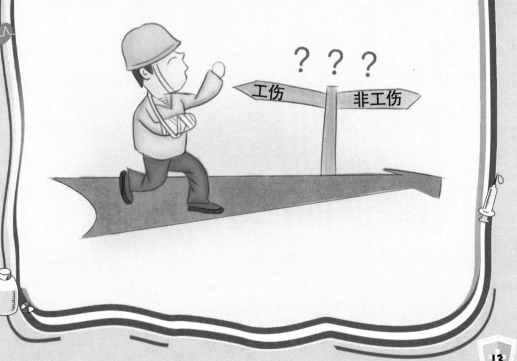

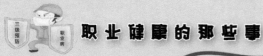

12. 什么是职业紧张？

职业紧张是指工作的客观需求和个体职业能力之间的失衡给从业者带来的生理上和心理上的压力。简单理解就是从业者因自身的能力无法满足工作的需求而产生的压力，其可以反映在心理上，也可以反映在生理上，或者两者都有。如急性紧张导致的口干、心悸、腹泻等，慢性紧张导致的睡眠障碍、注意力降低、抑郁等。

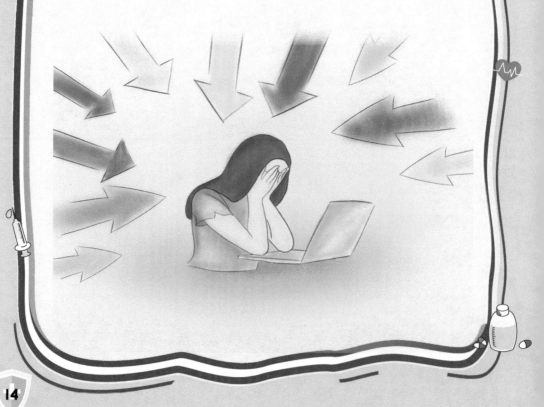

13. 导致职业紧张的因素包含哪些?

导致职业紧张的因素主要包含两方面：一方面是个体的特征，包括个体的性别、年龄、学历等，例如学历低的人可能担心自己没有足够的能力完成工作任务而感到紧张；另一方面是职业特征，包括工作特征、人际关系、组织关系等，例如良好的人际关系会让人感到愉悦，而糟糕的人际关系则会让人紧张。

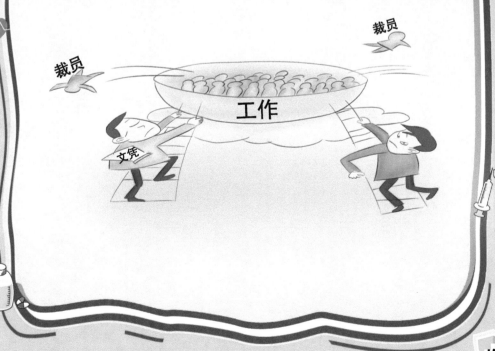

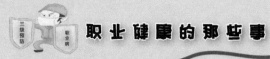
14. 什么是心身疾病?

　　心身疾病是一组发生、发展与心理、社会因素密切相关，但以躯体症状表现为主的疾病，即心理、社会因素作为重要影响因素作用于躯体后，引起躯体发生的器质性疾病和躯体功能性障碍，如原发性高血压、紧张性头痛等。

何为心身疾病

15. 常见心身疾病有哪些?

心身疾病包含了皮肤系统、骨骼肌肉系统、呼吸系统、心血管系统、消化系统等各个系统的心身疾病。常见心身疾病如支气管哮喘、糖尿病、原发性高血压、甲状腺功能亢进症等。

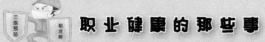
二、职业健康监护基础知识

1. 我们通常说的职业健康检查是什么？

职业健康检查也是医学体检的一种，可以理解为针对劳动者接触的职业病危害因素进行的针对性体检。目的是了解受检者身体健康状况，从而能够早期发现职业病、职业禁忌证及其他疾病，尽早地进行治疗，保护劳动者的健康。

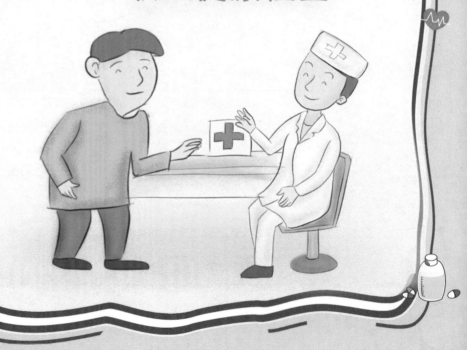

职业健康检查

2. 职业健康检查和普通体检有何不同？

职业健康检查不仅包含常规医学检查项目，还包含特殊医学检查项目。特殊医学检查项目是根据劳动者接触的职业病危害因素对健康可能产生的影响和损害来确定的，因此针对不同职业病危害因素的接触者，选择的特殊医学检查项目是不同的。《健康体检管理暂行规定》对健康体检作出规定，其目的是"了解受检者健康状况、早期发现疾病线索和健康隐患"，而职业健康检查的目的主要是早期发现职业病、职业禁忌证及其他疾病。

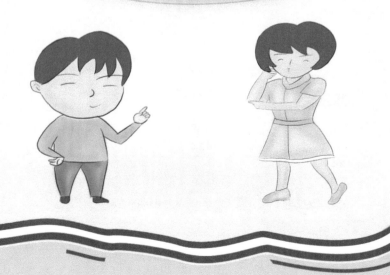

职业健康检查与普通体检有什么区别呢

3. 职业健康检查包含哪些种类?

职业健康检查分为以下 3 种:

（1）上岗前职业健康检查：劳动者还未进入工作岗位前做的职业健康检查。目的是发现职业禁忌证，并建立人员的基础健康档案。

（2）在岗期间职业健康检查：劳动者在工作岗位期间做的职业健康检查。目的是早期发现职业病、疑似职业病及其他疾病。

（3）离岗时职业健康检查：劳动者离开工作岗位时做的职业健康检查。目的是确定其在停止接触职业病危害因素后的健康状况。

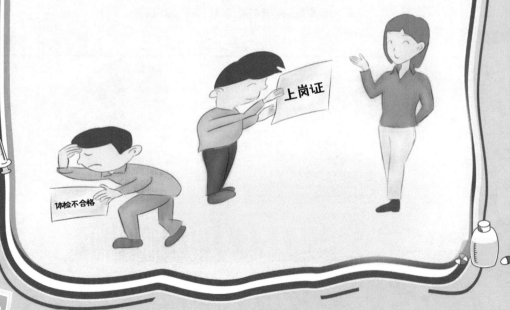

4. 职业健康检查与职业健康监护有何区别?

　　职业健康监护和职业健康检查是包含与被包含的关系，职业健康检查是职业健康监护的一部分。职业健康监护通过收集劳动者职业健康检查等相关资料，动态地监测劳动者健康状况和其所接触的职业病危害因素之间的关系，以便及时和准确地对存在的健康问题采取干预措施，保护劳动者的健康。

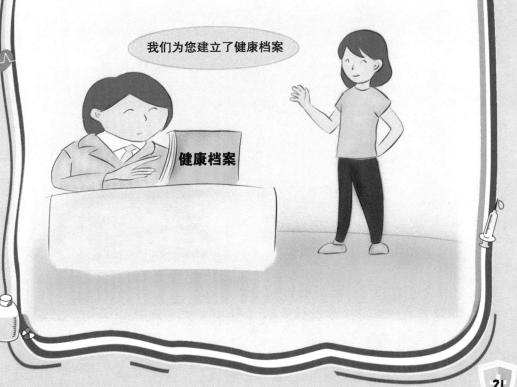

我们为您建立了健康档案

健康档案

5. 职业健康监护的目的是什么?

职业健康监护的目的主要包括以下几个方面:

（1）早期发现职业病、职业禁忌证及其他疾病。

（2）观察分析职业病、职业健康损害的发生、发展规律。

（3）对职业病危害因素和职业健康损害之间的关系进行评价。

（4）改进生产工艺，改善工作环境等。

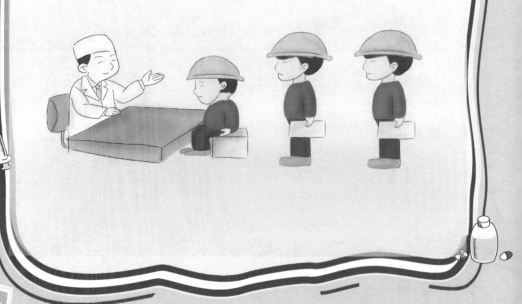

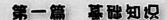

6. 哪些疾病是职业健康监护的目标疾病?

职业健康监护的目标疾病包括:

（1）与确定监护的职业病危害因素之间存在明确联系的职业禁忌证。

（2）与确定监护的职业病危害因素之间存在明确因果关系的职业病（《职业病分类和目录》规定的职业病）。

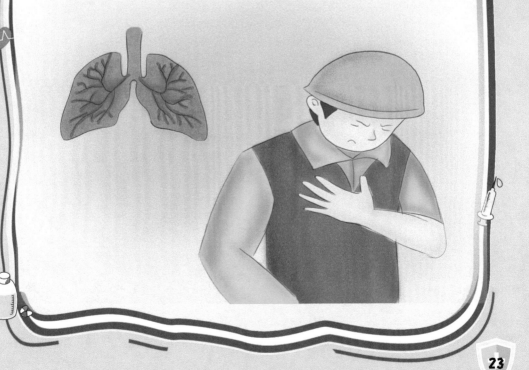

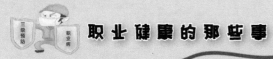

7. 职业健康检查的费用由谁承担?

　　《中华人民共和国职业病防治法》第三十五条规定："对从事接触职业病危害的作业的劳动者，用人单位应当按照国务院卫生行政部门的规定组织上岗前、在岗期间和离岗时的职业健康检查，并将检查结果书面告知劳动者。职业健康检查费用由用人单位承担。"

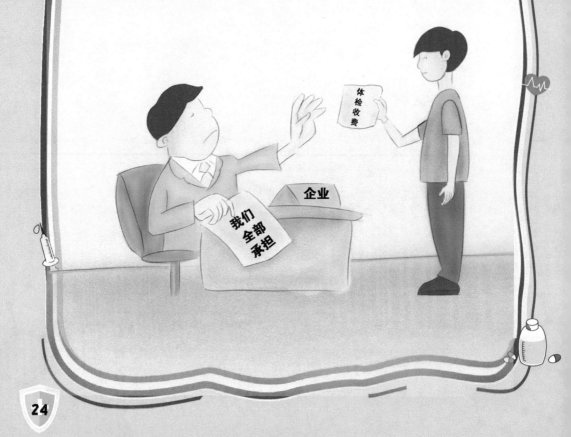

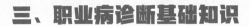

三、职业病诊断基础知识

1. 职业病诊断与普通疾病诊断有何不同?

职业病诊断相较于普通疾病诊断具有非常大的区别。从诊断的目的来看,普通疾病诊断是为了确定是否患有某种疾病;职业病诊断则是"归因诊断",目的是确认某种疾病与某种职业病危害因素之间的因果联系。从诊断需要的支撑资料来看,普通疾病诊断仅需要结合临床症状和实验室检查(辅助检查)报告就可得出诊断结果;职业病诊断则需要结合职业史、职业病危害接触史和工作场所职业病危害因素情况、临床表现以及实验室检查报告等,进行综合分析后才能得出诊断结果。

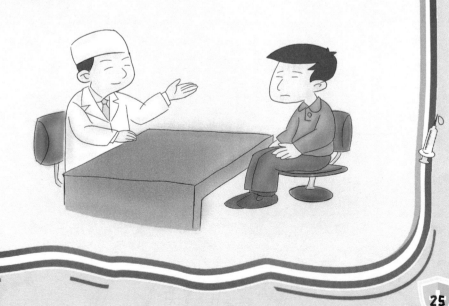

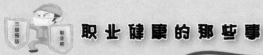

2. 在哪里可以进行职业病诊断？需要多长时间？

　　《职业病诊断与鉴定管理办法》第十九条规定："劳动者可以在用人单位所在地、本人户籍所在地或者经常居住地的职业病诊断机构进行职业病诊断。"第二十条规定："材料齐全的情况下，职业病诊断机构应当在收齐材料之日起三十日内作出诊断结论。"

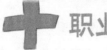 职业病诊断机构

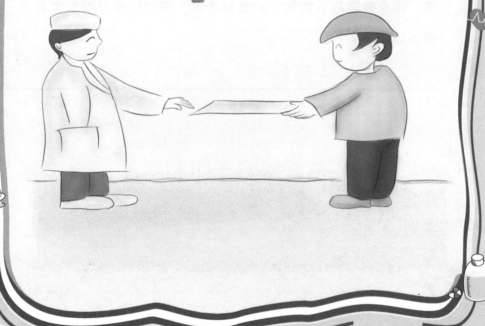

3. 职业病诊断需要哪些资料？

《职业病诊断与鉴定管理办法》第二十一条规定职业病诊断需要以下资料：

（1）劳动者职业史和职业病危害接触史（包括在岗时间、工种、岗位、接触的职业病危害因素名称等）。

（2）劳动者职业健康检查结果。

（3）工作场所职业病危害因素检测结果。

（4）职业性放射性疾病诊断还需要个人剂量监测档案等资料。

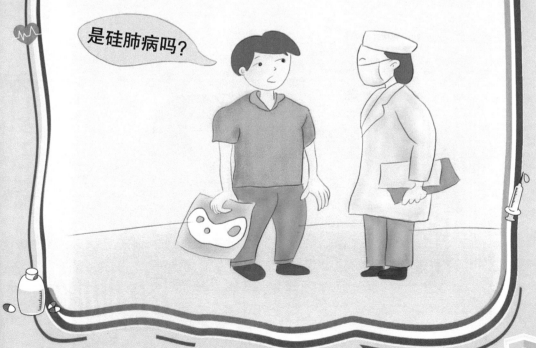

是硅肺病吗？

4. 如果对职业病诊断机构作出的诊断结论不服，应该怎么办？

《职业病诊断与鉴定管理办法》第三十四条规定："当事人对职业病诊断机构作出的职业病诊断有异议的，可以在接到职业病诊断证明书之日起三十日内，向作出诊断的职业病诊断机构所在地设区的市级卫生健康主管部门申请鉴定。"第三十五条规定："当事人对设区的市级职业病鉴定结论不服的，可以在接到诊断鉴定书之日起十五日内，向原鉴定组织所在地省级卫生健康主管部门申请再鉴定，省级鉴定为最终鉴定。"

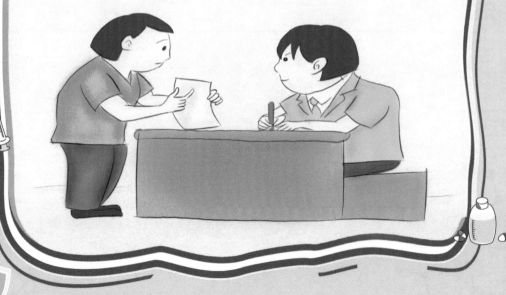

职业病诊断鉴定

5. 在职业病诊断、鉴定过程中，用人单位需要履行哪些义务？

《职业病诊断与鉴定管理办法》第六条规定用人单位应当依法履行职业病诊断、鉴定的相关义务：

（1）及时安排职业病病人、疑似职业病病人进行诊治。

（2）如实提供职业病诊断、鉴定所需的资料。

（3）承担职业病诊断、鉴定的费用和疑似职业病病人在诊断、医学观察期间的费用。

（4）报告职业病和疑似职业病。

（5）《职业病防治法》规定的其他相关义务。

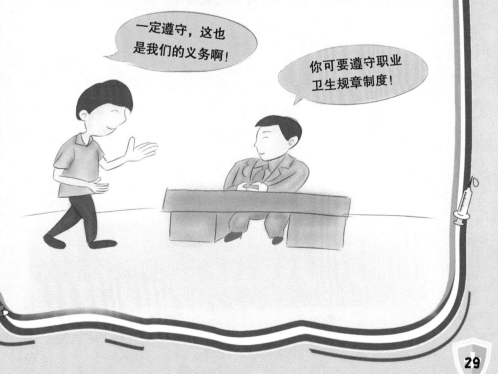

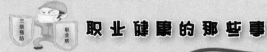

6. 如何查询职业病诊断鉴定机构?

　　《职业病诊断与鉴定管理办法》第三十七条规定："设区的市级以上地方卫生健康主管部门应当向社会公布本行政区域内依法承担职业病诊断鉴定工作的办事机构的名称、工作时间、地点、联系人、联系电话和鉴定工作程序。"因此可以通过设区的市级以上地方卫生健康主管部门联系电话或者官方网站查询职业病诊断鉴定机构。

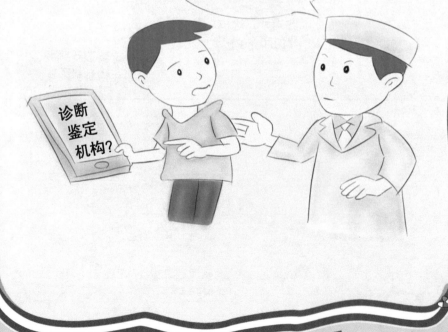

通过卫生健康主管部门官方网站可获取。

诊断鉴定机构?

7. 职业病诊断与鉴定需要多少时间?

职业病鉴定机构应当自收到申请资料之日起五个工作日内完成资料审核,对资料齐全的发给受理通知书;资料不全的,应当当场或者在五个工作日内一次性告知当事人补充。资料补充齐全的,应当受理申请并组织鉴定。职业病鉴定办事机构收到当事人鉴定申请之后,根据需要可以向原职业病诊断机构或者组织首次鉴定的办事机构调阅有关的诊断、鉴定资料。原职业病诊断机构或者组织首次鉴定的办事机构应当在接到通知之日起十日内提交。职业病鉴定办事机构应当在受理鉴定申请之日起四十日内组织鉴定、形成鉴定结论,并出具职业病诊断鉴定书。

鉴定受理通知书到手了。

四、防护基础知识

1. 职业卫生中的个体防护装备是指什么？

个体防护装备指从业人员为防御物理、化学、生物等外界因素伤害所穿戴、配备和使用的各种护品，例如防切割手套、防尘口罩、防噪声耳塞等。

穿戴要正确
　　防护要全面

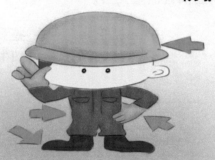

2. 个体防护装备有哪些?

个体防护装备根据穿护部位和保护的人体器官的不同，分为头部防护装备，如安全帽、头盔；呼吸防护装备，如防尘口罩、防毒口罩；防护服，如防静电服、防酸碱服；听觉防护装备，如耳塞；眼部及面部防护装备，如护目镜、焊接面罩；手部防护装备，如防酸碱手套；足部防护装备，如防酸碱靴。

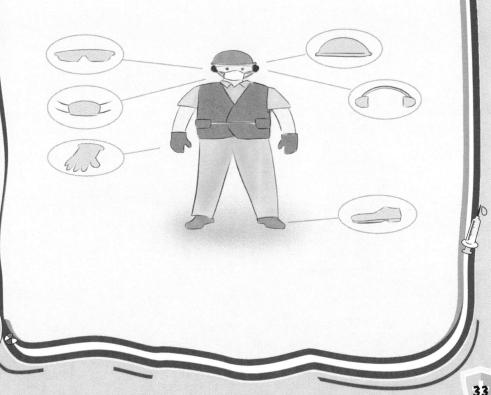

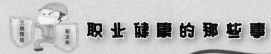
3. 劳动者可以通过什么途径获得个体防护装备？

根据《中华人民共和国职业病防治法》的规定，"用人单位应当为劳动者创造符合国家职业卫生标准和卫生要求的工作环境和条件，并采取措施保障劳动者获得职业卫生保护"，劳动者可以通过用人单位获得符合防治职业病要求的个体防护装备。

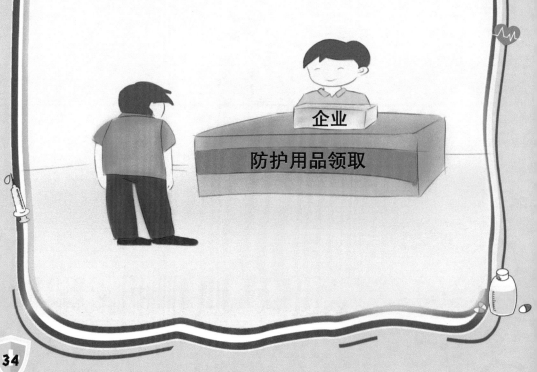

企业

防护用品领取

4. 个体防护装备该如何选用?

个体防护装备可以根据作业的类别和接触的职业病有害因素进行选择。例如:某工种接触的是噪声,那么就需要使用防噪声耳塞;某工种接触的是可吸入性的气态毒物,那么就需要戴防毒面具、防化手套,穿防化服。个体防护装备选用可以参照《个体防护装备选用规范》(GB/T 11651—2008)。

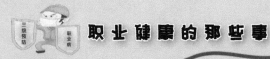
5. 自吸过滤式呼吸器上标记的 KN 和 KP 是什么意思?

在自吸过滤式呼吸器上，我们通常会看到标有 KN 和 KP 的字样，其表示过滤元件的不同性能。KN 类只适用于过滤非油性颗粒物，例如常见的煤尘、粉尘。KP 类不仅适用于过滤油性颗粒物,如沥青烟,还适用于非油性颗粒物的过滤。

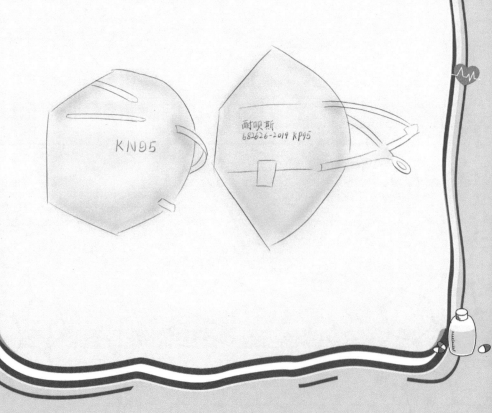

6. KN90、KN95 标记中的 90 和 95 是什么意思?

　　KN 后面的数字代表过滤元件的过滤效率。例如 KN90 表示过滤元件对非油性颗粒物的过滤效率 ≥ 90.0%（用氯化钠颗粒物检测），其他以此类推。但是需要强调的是，KN100 并不是指过滤元件能够完全过滤非油性颗粒物，而是表示其过滤效率 ≥ 99.97%（用氯化钠颗粒物检测）。

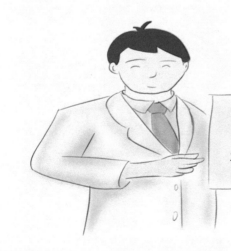

口罩上的 KN95 是什么意思

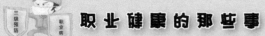
7. 个体防护装备的判废条件是什么？

当个体防护装备出现下列情况之一时，即予判废，包括：①所选用的个体防护装备技术指标不符合国家相关标准或行业标准；②所选用的个体防护装备与所从事的作业类型不匹配；③个体防护装备产品标识不符合产品要求或国家法律法规的要求；④个体防护装备在使用或保管贮存期内遭到破损或超过有效使用期；⑤所选用的个体防护装备经定期检验和抽查为不合格品；⑥发生使用说明中规定的其他报废条件。

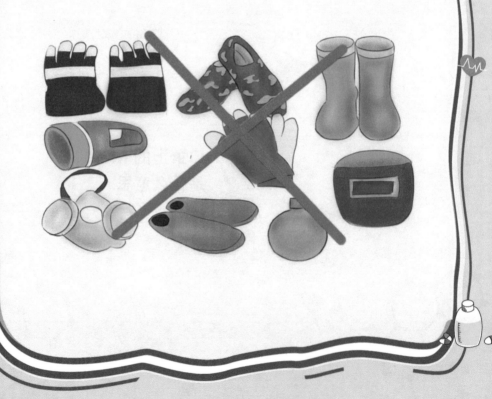

8. 使用呼吸防护用品常见的错误行为有哪些?

　　粉尘、化学毒物等职业病危害因素存在于作业环境中,可以通过呼吸道进入人体,对人体健康产生危害。因此正确选用呼吸防护用品非常重要。在实际工作中,使用呼吸防护用品常见的错误行为包括使用纱布口罩代替防尘口罩,使用自行装填的活性炭滤毒盒,粉尘作业环境中佩戴医用口罩,等等。另外,呼吸防护用品佩戴不规范也是使用过程中不容忽视的问题。

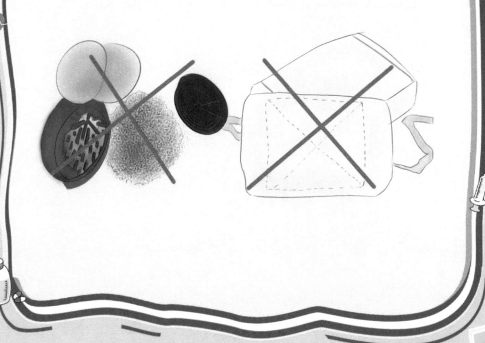

第二篇
危害因素及职业病

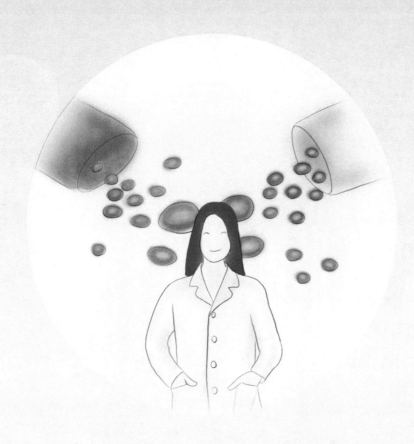

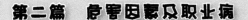

一、粉尘

1. 什么是生产性粉尘?

生产性粉尘是指在生产过程中形成并能较长时间飘浮在空气中的固体微粒。众多行业在生产过程中会产生和存在生产性粉尘,如矿山开采过程中的钻孔、爆破、破碎、运输等;冶金和机械制造过程中的铸造、粉碎、筛分等。企业防尘措施不够完善也可使生产环境中存在大量生产性粉尘。

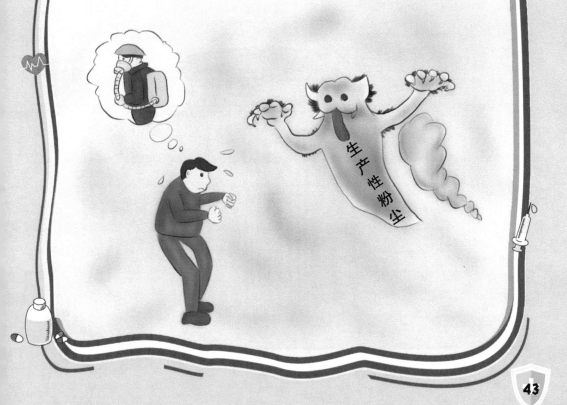

2. 粉尘对健康有什么影响?

所有的粉尘对人体都是有害的，但不同特性的粉尘对人体造成的损害不同，最大、最直接的损害是对呼吸系统的损害，包括因接触粉尘导致的尘肺病及其他呼吸系统疾病等，其中尘肺病是职业病中影响面最广、危害最严重的一类疾病。此外，其他粉尘如可溶性有毒粉尘可引起身体中毒；硬质粉尘可引起角膜混浊、结膜炎等；粉尘刺激皮肤、堵塞皮脂腺可引起痤疮、毛囊炎等；粉尘进入外耳道可形成耳垢等。

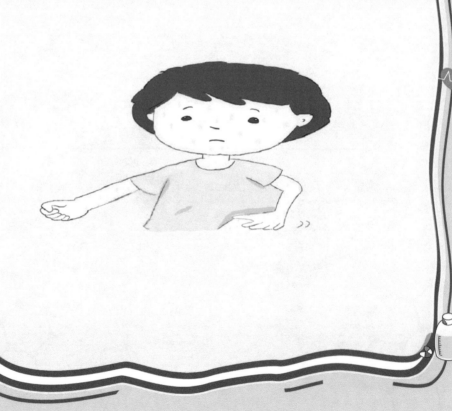

3. 什么是尘肺病?

　　尘肺病是由长期吸入有害粉尘并沉积于肺引起的以肺广泛纤维化为主要病变的肺疾病。《职业病分类和目录》中列的尘肺病包含13种,分别为矽肺①、煤工尘肺、石墨尘肺、炭黑尘肺、石棉肺、滑石尘肺、水泥尘肺、云母尘肺、陶工尘肺、铝尘肺、电焊工尘肺、铸工尘肺,以及根据《尘肺病诊断标准》和《尘肺病理诊断标准》可以诊断的其他尘肺病。

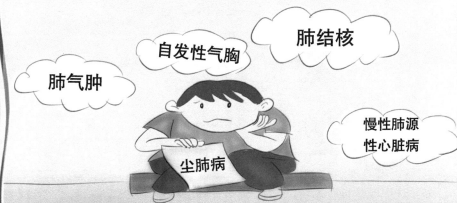

肺气肿

自发性气胸

肺结核

慢性肺源性心脏病

尘肺病

---

① 硅沉着病又称硅肺病,曾称矽肺。《职业病分类和目录》中仍使用的是曾称,故未修改。

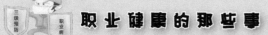

4. 职业性尘肺病如何诊断?

　　《职业性尘肺病的诊断》（GBZ 70—2015）中规定了职业性尘肺病的诊断原则为"根据可靠的生产性矿物性粉尘接触史，以及技术质量合格的 X 射线高千伏或数字化摄影(DR) 后前位胸片表现为主要依据，结合工作场所职业卫生学、尘肺流行病学调查资料和职业健康监护资料，参考临床表现和实验室检查，排除其他类似肺部疾病后，对照尘肺病诊断标准片，方可诊断。劳动者临床表现和实验室检查符合尘肺病的特征，没有证据否定其与接触粉尘之间必然联系的，应当诊断为尘肺病"，并将诊断分期为尘肺壹期、尘肺贰期、尘肺叁期。

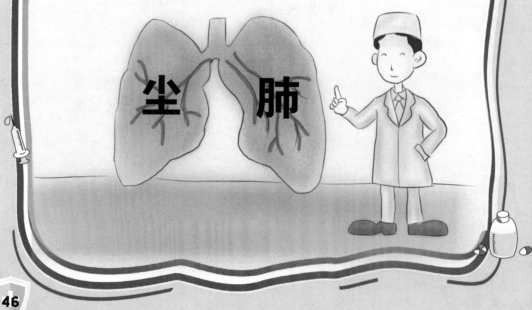

尘　　肺

5. 不同类型的硅肺病有什么区别?

硅肺病是由长期吸入含大量游离二氧化硅的粉尘微粒而引起的以硅结节形成和肺广泛纤维化为病变特征的肺尘埃沉着病。长期吸入较低浓度且游离二氧化硅含量 ≥ 10% 的矽尘后,一般在 15 ~ 20 年后发病,发病较为缓慢,但一旦发病,即使不再接触游离二氧化硅粉尘,病情可继续发展。速发型硅肺病是由于持续吸入高浓度且游离二氧化硅含量较高的矽尘,经 1 ~ 2 年即发生的硅肺病。晚发型硅肺病是指作业人员虽接触较高浓度矽尘,但脱离接触时其 X 射线高千伏或 DR 后前胸片未发现明显异常,或发现了异常但还不能诊断为硅肺病,在脱离接触多年后才被诊断为硅肺病。

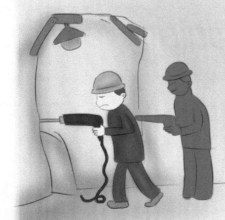

硅肺病

放倒了多少人?

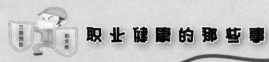
6. 接触粉尘的主要行业及岗位?

接触粉尘的行业及岗位有很多,主要包括:①金属矿山及非金属矿山开采行业的凿岩工、支柱工、运输工等;②机械制造业的配砂工、混砂工等;③金属冶炼业的矿石粉碎工、烧结工、选矿工等;④耐火材料、玻璃、水泥制造业的石料开采工、粉碎工、过筛工等;⑤筑路业的隧道开凿工、铺路工等。

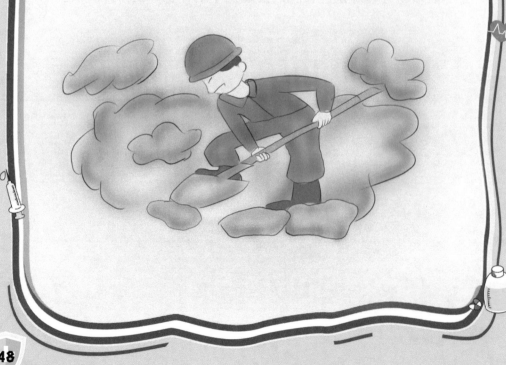

7. 煤工尘肺的发病特点是什么?

　　煤工尘肺是煤矿工人长期吸入生产环境中的粉尘所引起的肺部病变的统称。由于工种不同，煤矿工人接触的生产性粉尘也不相同。岩石打孔岗位的工人所接触的为矽尘，所患尘肺病为硅肺病。采煤岗位的工人所接触的为煤尘，所患尘肺病为煤工尘肺，发病工龄多在 20 年以上，病情发展较慢且危害较轻。从事的工作既接触矽尘，也接触煤尘，所患尘肺病为煤硅肺病，煤硅肺病在我国煤工尘肺中最常见，发病工龄多集中在 15 ~ 20 年，病情发展一般较快，危害也比较重。

正常　　　　硬化

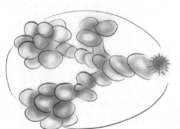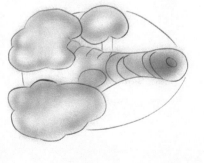

肺

8. 石棉对身体可造成哪些危害？

石棉能够导致石棉肺，石棉肺是由长期吸入石棉粉尘而引起的以肺间质纤维化为主要病变的职业性尘肺病。石棉是确定的人类致癌物，其诱发肺癌的潜伏期多在 15 ~ 20 年；其诱发间皮瘤的潜伏期多在 15 ~ 40 年，发生部位以胸膜多见，腹膜次之。接触石棉的行业主要有纺织、造船、耐火材料制造、石棉制品检修、保温材料制造等。

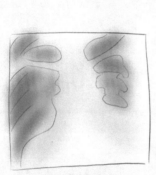

石棉肺胸片

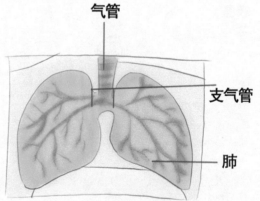

气管

支气管

肺

9. 电焊工尘肺的发病特点是什么?

电焊工尘肺是由长期吸入高浓度的电焊烟尘而引起的一种尘肺病。高浓度的电焊烟尘主要产生于电焊作业,尤其是在通风较差的作业环境中进行的电焊作业。电焊工尘肺的发病工龄多在 15 ～ 20 年。胸闷、胸痛、咳嗽、咳痰和气短等是其最主要的临床表现,但程度很轻微。随着病程发展,尤其是在出现肺部感染或并发肺气肿后,相应的临床表现会更明显。

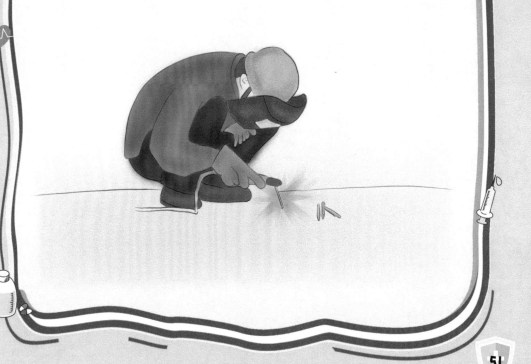

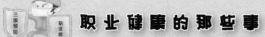

10. 铝尘肺的主要临床表现是什么?

　　铝尘肺是长期吸入金属铝粉尘或氧化铝粉尘引起的一种尘肺病。冶炼铝和生产铝粉等过程中可产生金属铝粉尘和氧化铝粉尘。铝尘肺临床表现主要为咳嗽、气短、胸闷等。发病工龄多在 10 ~ 32 年，铝尘肺的早期症状一般较轻，当鼻黏膜受到机械性和化学性刺激时，可引起鼻腔干燥、鼻毛脱落、鼻黏膜和咽部充血、鼻甲肥大等。

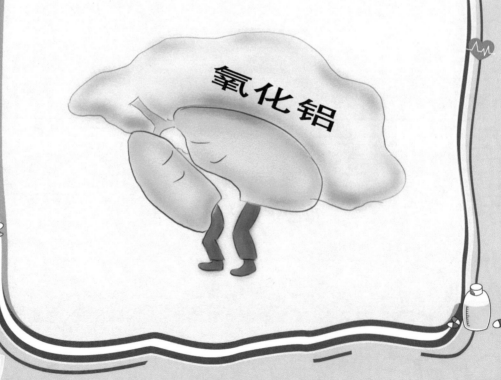

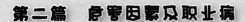

11. 什么是铸工尘肺?

　　铸工尘肺是由长期吸入成分复杂且游离二氧化硅含量高的粉尘引起的,以肺部大面积"硬化"为主要病变的尘肺病。接触岗位主要是铸造生产、浇铸和清砂等,发病工龄多在 20 年以上。

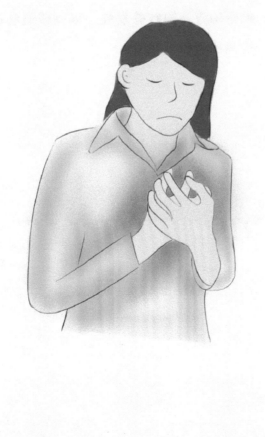

12. 尘肺病可以治愈吗?

尘肺病目前尚无根治办法。多年来，我国学者一直在持续研究治疗尘肺病的方法和药物，其中包括大容量肺泡灌洗术、肺移植等手术方法，克矽平、磷酸哌喹等药物，以及基于间充质干细胞治疗尘肺病的研究探索等。这些都能在一定程度上缓解尘肺病的临床表现。目前治疗尘肺病的原则为：积极预防，综合治疗，治疗并发症，以减轻患者症状、延缓病情发展、提高患者生活质量。

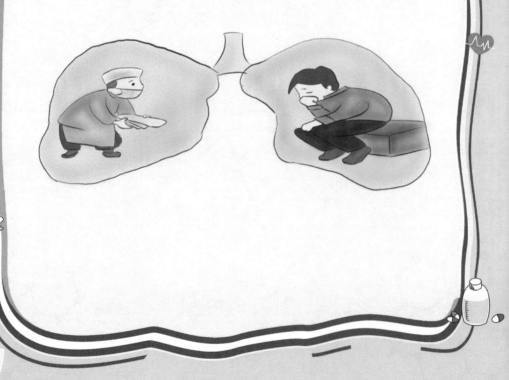

13. 尘肺病的发生发展与哪些因素有关?

尘肺病的发生发展与生产环境中粉尘的化学成分、浓度、分散度、溶解度、硬度、荷电性、爆炸性以及患者接触时间长短、个体差异等均有关系。如粉尘中游离二氧化硅含量越高，在该环境中暴露时间越长，对身体危害越严重；粉尘粒径越小或含有质量小的颗粒越多，其分散度越高，对人体危害越大；某些有毒粉尘，溶解度越高，对人体危害越大，如铅、砷等；相对无毒的粉尘，溶解度越高对人体危害越小，如面粉等。此外，患者个体差异如年龄、个体易感性及个人卫生习惯等也是影响尘肺病发生发展的因素。

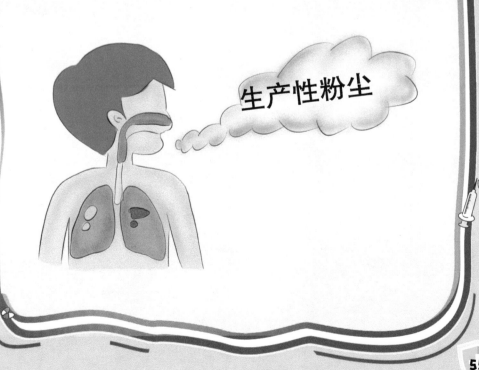

生产性粉尘

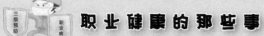

14. 怎样降低空气中的粉尘浓度?

《职业卫生与职业医学》(第八版)将我国的综合防尘和降尘措施概括为"革、水、密、风、护、管、教、查"八字方针。具体地说:①革,即工艺改革和技术革新,这是消除粉尘危害的根本途径;②水,即湿式作业,可降低环境中的粉尘浓度;③密,即将粉尘来源密闭;④风,即加强工作环境通风与抽风;⑤护,即个人防护;⑥管,即经常性地维修和管理;⑦教,即加强宣传教育,提高尘肺病防治意识;⑧查,即定期检查环境空气中粉尘浓度和接触者的定期体格检查。

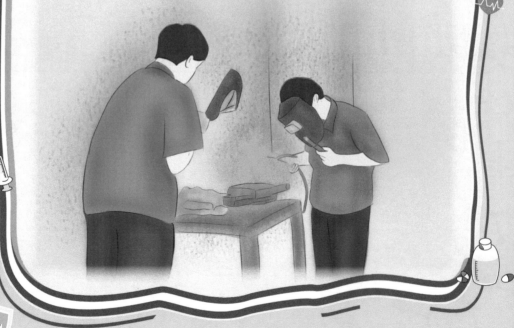

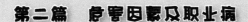

15. 过滤式呼吸防护用品什么时候更换防尘过滤元件？

防尘过滤元件的使用寿命和防尘效果受颗粒物浓度、使用者呼吸频率、过滤元件规格及环境条件的影响。当出现以下情况时，应更换过滤元件。

（1）自吸过滤式呼吸防护用品：呼吸阻力明显增加时应更换。

（2）电动送风过滤式防尘呼吸防护用品：电池电量正常的情况下送风量低于产品规定的最低限值时应更换。

（3）手动送风过滤式防尘呼吸防护用品：送风阻力明显增加时应更换。

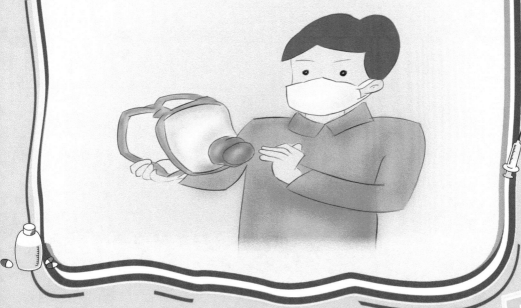

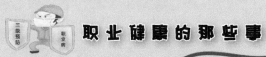

二、噪声

1. 什么是生产性噪声?

生产性噪声指的是在生产过程中产生的，听起来使人感到不愉悦的声音。其特征包括：①声音强度高；②高频音所占比例大；③长期接触对人体听觉系统和非听觉系统造成损伤。

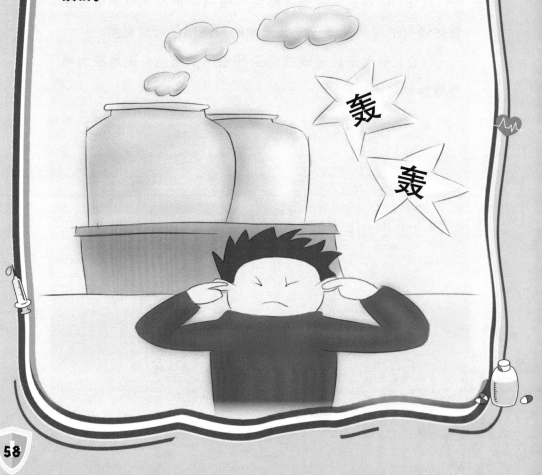

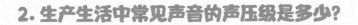

2. 生产生活中常见声音的声压级是多少?

声压级可以看作垂直于声波传播方向上单位面积所承受的压力,单位是分贝(dB)。《职业卫生与职业医学》(第八版)所列的常见声音的声压级如下:

常见声音的声压级

声　音	声压级 /dB(A)
微风吹动树叶沙沙声	10
耳语	20
静夜	30
室内一般说话声	50
大声说话	70
嘈杂的闹市	90
电锯声	110
响雷	120
螺旋桨飞机起飞	130
喷气式飞机起飞	140
火箭、导弹发射	150

注:dB(A)是指使用 A 计权网络测得的声压级。

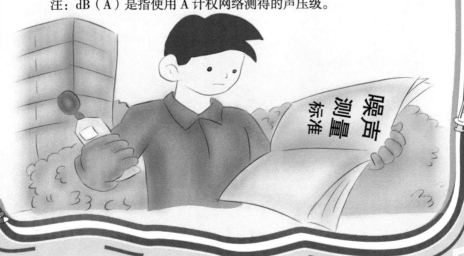

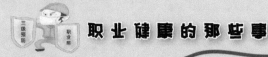

3. 噪声对人体健康有什么影响?

　　长期接触一定强度的噪声，可对人体产生全身性的不良影响。对听觉系统造成的损伤早期多为可逆性改变，但长期接触强噪声，则会出现不可逆的损伤，最终可引起永久性耳聋。对非听觉系统造成的损伤可表现为头痛、头晕、睡眠障碍、心律失常、血压不稳定等。另外噪声还能导致免疫功能降低、胃肠功能紊乱，女职工出现月经不调等症状。

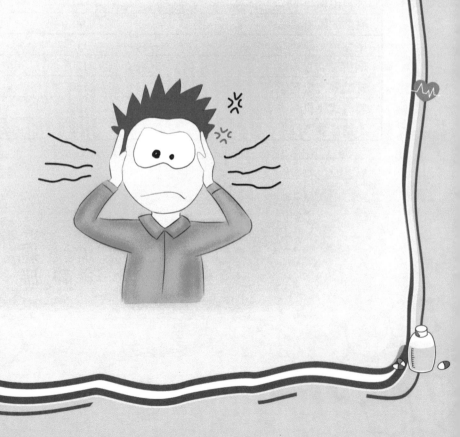

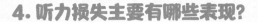

4. 听力损失主要有哪些表现?

（1）听觉适应：在强噪声环境中短暂停留，耳朵对声音的敏感程度降低，但在脱离噪声接触后短时间（1分钟内）即可恢复。

（2）听觉疲劳：在强噪声环境中停留较长时间，耳朵对声音的敏感程度明显降低，脱离噪声接触后需要较长时间（数小时甚至数十小时）才能恢复。

（3）永久性耳聋：在强噪声环境中长时间工作，或者其他原因导致的不能恢复正常听力的损失。早期通常没有耳聋的感觉，能和他人进行正常的交谈，但随着病损加重，会出现语言听力障碍，最终发展为永久性耳聋。

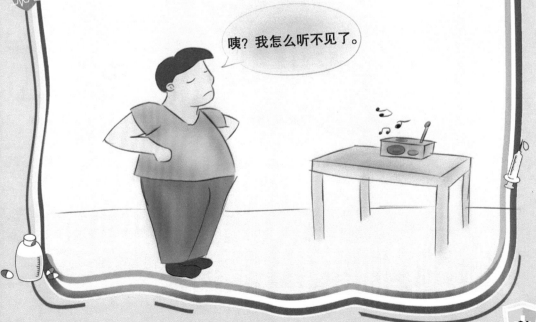

咦？我怎么听不见了。

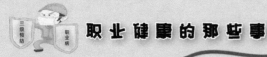
5. 什么是职业性噪声聋?

　　职业性噪声聋是指劳动者在工作场所中，由于长期接触噪声而发生的一种渐进性的感音性听觉损害。《职业性噪声聋诊断标准》（GBZ 49—2007）规定，职业性噪声聋的诊断需要"根据确切的噪声接触职业史，有自觉的听力损失或耳鸣症状，纯音测听为感音性聋，结合历年职业健康检查资料和现场职业卫生学调查，并排除其他原因所致听觉损害，方可诊断"。

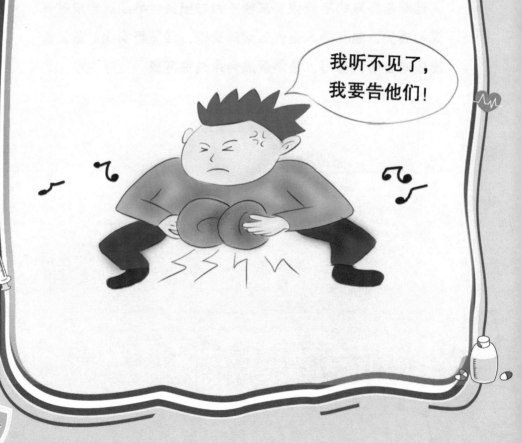

6. 控制噪声危害的主要措施有哪些?

　　一是采取技术措施从源头减小或者消除噪声,从根本上解决噪声危害;二是采取物理措施在声音传播过程中降低噪声的强度,如设置隔音墙;三是严格执行国家标准,将噪声强度严格控制在国家标准范围内;四是使用符合国家要求的防护用品,如耳塞、耳罩;五是做好职业健康监护工作,定期进行职业健康检查,发现工人听力损失应及时处理;六是合理安排工作和休息时间,使听觉疲劳得以恢复。

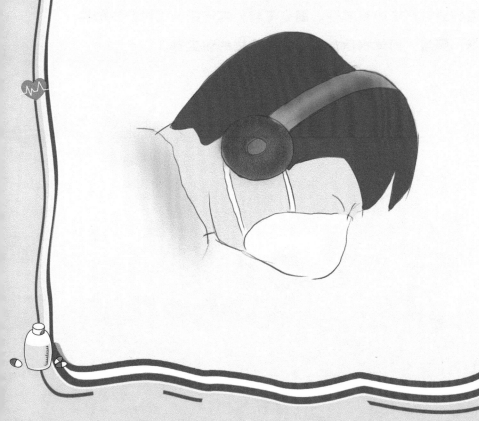

三、生产性毒物

1. 什么是生产性毒物?

生产性毒物指的是在生产过程中产生的,存在于工作环境中的毒物。生产性毒物的存在形式包括固态、液态、气态和气溶胶。进入人体的主要途径为呼吸道,皮肤和消化道对其也有一定的吸收能力。气态毒物如氯气、氮氧化物、一氧化碳、硫化氢等。液态毒物如镀铬作业时产生的铬酸雾,喷漆作业时产生的漆雾等。固态毒物如熔炼铅、铜时产生的铅烟、铜烟,固体物质加工、粉碎产生的粉尘等。

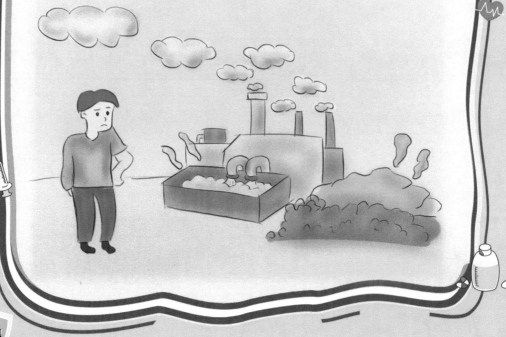

2. 什么是职业中毒?

职业中毒是劳动者在劳动过程中因接触生产性毒物而引起的中毒。职业中毒包括 3 种临床类型,分别为急性职业中毒、慢性职业中毒、亚急性职业中毒。急性职业中毒是指短时间内吸入大量毒物引起的中毒,如急性一氧化碳中毒、急性氯气中毒等;慢性职业中毒是指缓慢而长期地吸入毒物而引起的中毒,如慢性苯中毒、慢性锰中毒等;亚急性职业中毒介于急性职业中毒和慢性职业中毒之间,如亚急性铅中毒等。

3. 职业中毒对人体健康有哪些危害?

　　由于毒物本身的理化特性不同，同时毒物的浓度、接触时间和接触频率等各不相同，再加上个体差异，毒物对人体的损害程度也不相同。总体来说，人体发生职业中毒后，临床表现复杂，可累及全身各个系统，如神经系统、呼吸系统、消化系统、泌尿系统、循环系统、生殖系统等。

职业中毒

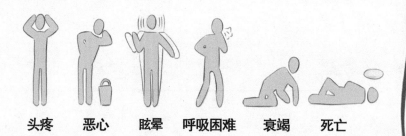

头疼　　恶心　　眩晕　　呼吸困难　　衰竭　　死亡

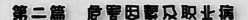

4. 如何诊断职业中毒?

　　诊断职业中毒需要结合职业史、职业卫生现场调查、相应的临床表现和实验室检测,同时还要排除其他类似疾病,经综合分析后才能做出合理的诊断。了解职业史是诊断职业中毒的重要前提,主要是为了了解诊断对象与职业病危害因素的接触情况以及防护情况等。职业卫生现场调查是对诊断对象的工作环境进行现场调查,其调查结果是诊断职业中毒的重要参考依据。

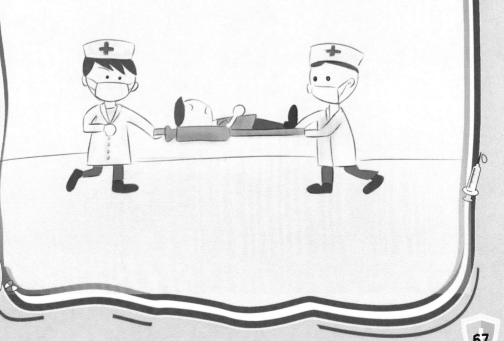

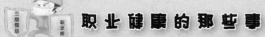
5. 发生急性职业中毒时应该如何急救?

发生急性职业中毒时,首先要立即让患者脱离中毒环境,转移至上风向或空气新鲜的场所,同时立即拨打急救电话。立即将患者污染的衣物脱去,避免其皮肤继续接触毒物。尽快用清水彻底清除患者身体上残留的毒物,对于遇水可发生化学反应的毒物,应先用干布抹去,再用清水冲洗身体。急救时注意对患者心、肺、脑、眼等重要器官进行保护。

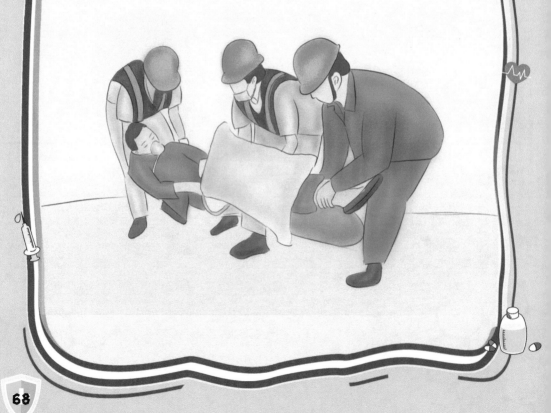

6. 如何预防职业中毒?

　　预防职业中毒必须采取综合防治措施。如用无毒或低毒的物质代替有毒或高毒的物质；加强技术革新和通风排毒，将环境空气中的毒物浓度控制在国家职业卫生标准以内；选择合适有效的个人防护用品，并对使用者开展职业病防护培训；对作业场所空气中毒物浓度进行定期或不定期检测；对接触毒物的作业人员开展职业健康监护，认真做好上岗前、在岗期间和离岗时的职业健康检查；严格执行国家法律法规、规章制度、标准，用人单位的管理制度和仪器设备操作规程等，确保工作有序、安全开展。

7. 职业性铅及其化合物中毒对人体有哪些危害?

工作环境中的铅及其化合物主要以粉尘、烟或蒸气的形式存在，经呼吸道吸收进入机体，其次通过消化道吸收。职业性铅及其化合物中毒大多为慢性中毒，早期表现为乏力、关节肌肉酸痛等，随着病情发展表现为头晕、头痛、失眠多梦、腕下垂、足下垂等神经系统损害症状，还可影响消化系统、血液及造血系统，出现腹泻与便秘交替现象、腹绞痛、贫血等症状。

接触机会主要有铅矿开采及冶炼；熔铅作业如制造铅丝、铅管等；含铅及其化合物制造，如制造蓄电池、玻璃、搪瓷等。

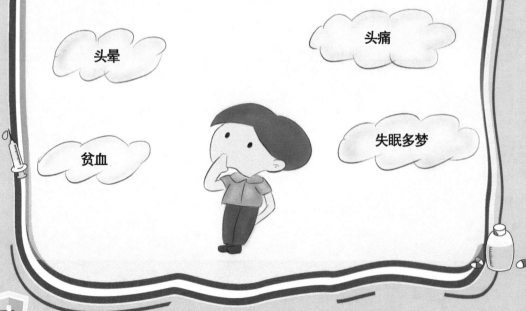

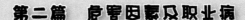

8. 职业性汞及其化合物中毒对人体有哪些危害?

职业性汞及其化合物中毒是指在职业活动中，因吸入汞及其化合物蒸气而引起的以中枢神经系统和口腔病变为主，并累及呼吸道、胃肠道、肾脏等器官的全身性疾病。职业性汞及其化合物中毒多为慢性中毒，典型表现为易兴奋、震颤、牙龈炎。

接触机会主要有汞矿开采与冶炼，如火法炼汞；含汞及其化合物的物品的制造，如制造温度计、血压计、电子管、汞电池等；其他如氯碱工业、印染加工等均可接触汞及其化合物。

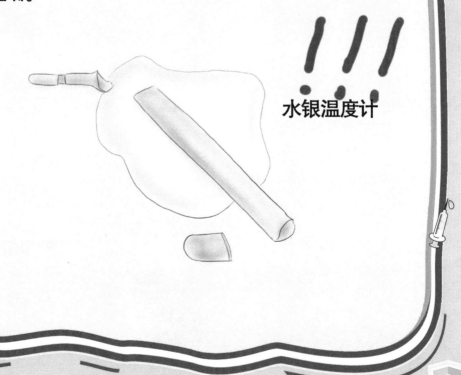

水银温度计

9. 锰及其化合物中毒对人体有哪些危害?

急性锰及其化合物中毒可引起急性腐蚀性胃炎或过敏性支气管炎、肺炎,出现恶心、呕吐、胃痛、剧烈腹痛等症状。慢性锰及其化合物中毒主要见于长期吸入锰及其化合物烟尘的工人,早期表现为肌张力增高、手指细小震颤、多汗等,随着病情发展表现为说话含糊不清、慌张步态等。

接触机会主要有锰矿石的开采、粉碎、运输、加工和冶炼;焊接、风割锰合金;锰化合物的应用和制造等。

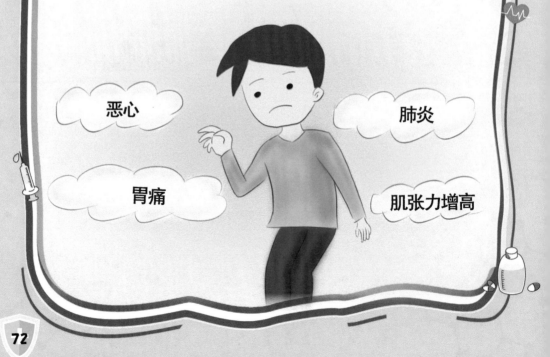

恶心　肺炎　胃痛　肌张力增高

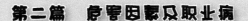

10. 砷及其化合物中毒对人体有哪些危害？

砷是确认的人类致癌物，主要导致肺癌和皮肤癌，也可导致膀胱癌。职业性砷及其化合物中毒临床表现除兴奋、躁动不安、意识模糊外，还可表现为皮肤脱色素和色素沉着加深、咳嗽、喉痛、嗅觉减退等。砷还可通过胎盘屏障，对胎儿造成损伤。

接触机会主要有工业中铅、铜、金及其他含砷金属的冶炼；开采雄黄、雌黄等含砷矿石；含砷农药的制造与应用等。

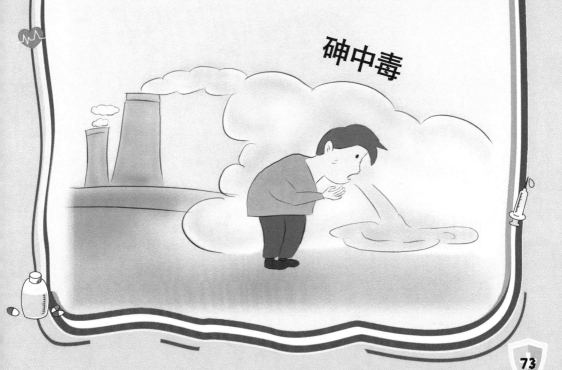

砷中毒

11. 镉及其化合物中毒对人体有哪些危害?

　　镉及其化合物中毒可造成机体多系统、多器官损害，最常见的是造成肾损害，同时可导致嗅觉功能减退、贫血、肾结石、骨软化症及骨痛病等。

　　接触机会有将镉及其化合物用于电镀，使用工业颜料、塑料稳定剂，制造镍镉电池，制造镉合金等。

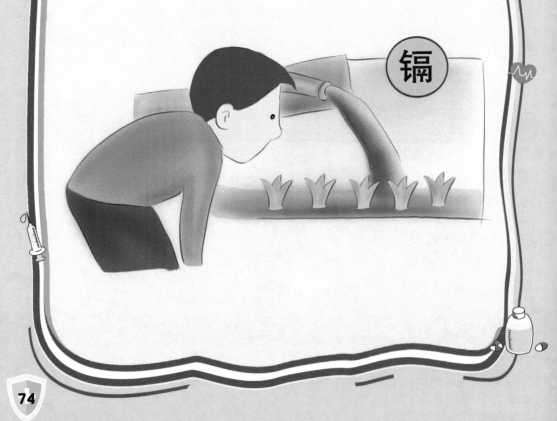

镉

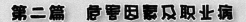

12. 氯气中毒对人体有哪些危害?

急性氯气中毒主要导致眼部和上呼吸道刺激症状，如畏光、流泪、咽痛等，严重者可出现呼吸困难、肺水肿、眼烧伤等。慢性氯气中毒可引起上呼吸道、眼结膜及皮肤刺激症状。

接触机会有使用氯气制造四氯化碳、漂白粉等，制药业、皮革业及造纸业等用氯气作为强化剂和漂白剂。

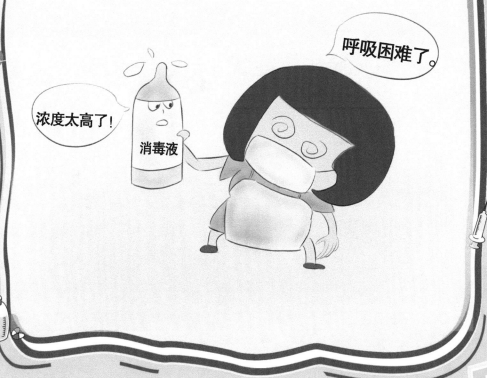

13. 一氧化碳中毒对人体有哪些危害?

　　一氧化碳俗称"煤气",职业性一氧化碳中毒常见为急性一氧化碳中毒。轻度一氧化碳中毒表现为脑缺氧症状,如头痛、头昏、意识模糊等;中度一氧化碳中毒可表现为昏迷,口唇、指甲、皮肤黏膜呈樱桃红色等;重度一氧化碳中毒可使患者陷入深昏迷,即使救活仍可能造成严重后遗症。

　　接触机会有炼焦、炼钢、炼铁等冶金工业,铸造、锻造等机械制造业,煤气、水煤气等燃气制取业,采矿爆破业等。因为在生产过程中,含碳物质的不完全燃烧均可产生一氧化碳。

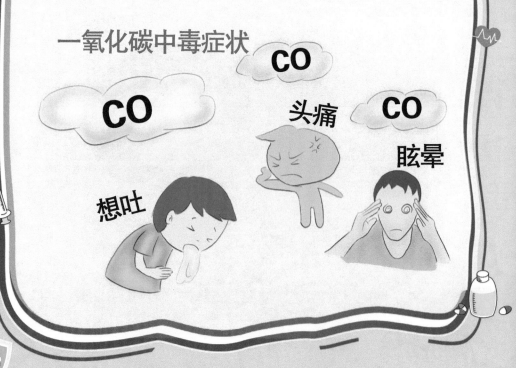

一氧化碳中毒症状

CO　CO　头痛　CO　眩晕　想吐

14. 氮氧化物中毒对人体有哪些危害?

氮氧化物的毒作用主要取决于作业环境中一氧化氮和二氧化氮浓度的高低。一氧化氮中毒主要引起高铁血红蛋白血症、中枢神经系统损害,二氧化氮中毒主要引起肺水肿。当一氧化氮和二氧化氮同时存在且浓度过高时,其毒性会增强,中毒表现为头晕、头痛、恶心、无力等,严重时表现为呼吸困难、肺水肿,甚至并发昏迷等。

接触机会有化工行业如制造硝酸、三硝基苯酚等;卫星发射、内燃机等排放的尾气等。

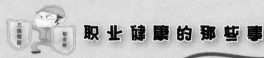

15. 硫化氢中毒对人体有哪些危害?

硫化氢中毒可表现为流泪、结膜充血、头痛、头晕等。轻度硫化氢中毒表现为鼻及咽喉干燥和灼热感,轻度至中度意识障碍;中度硫化氢中毒症状加重,出现明显的眼部和呼吸道刺激症状;重度硫化氢中毒则会表现为头晕、心悸、呼吸困难,甚至深昏迷等。

接触机会有含硫石油开采、炼制和加工,含硫矿石的炼制提纯,硫化染料等。

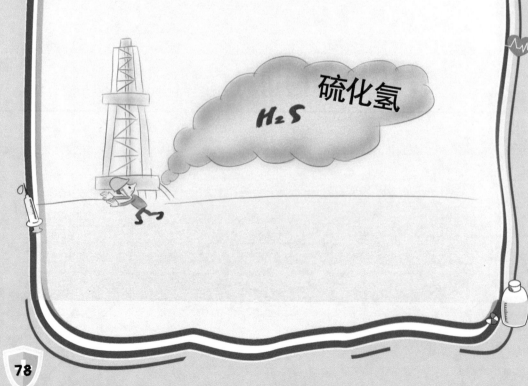

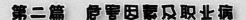

16. 氰化氢中毒对人体有哪些危害?

　　氰化氢属于剧毒类毒物、窒息性气体，呼吸道吸入是其进入人体的主要途径。氰化氢中毒后皮肤呈樱桃红色是重要特征，中毒表现为头昏、头痛、恶心、呕吐、呼吸困难等，症状加重后表现为剧烈头痛、烦躁不安，甚至昏迷。

　　接触机会有镀铜、镀金等电镀工业，采矿业和冶金工业；生产氢氰酸、含氰药物、塑料等化合物，制造各种树脂单体等的化学工业。

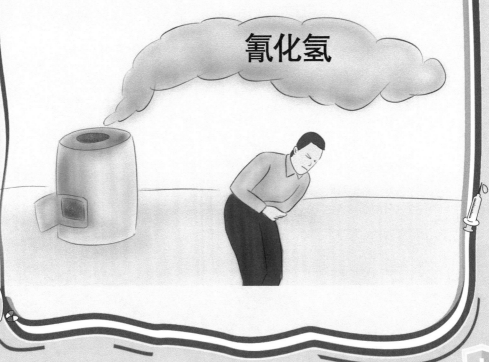

氰化氢

17. 正己烷中毒对人体有哪些危害?

急性正己烷中毒表现为头晕、头痛、胸闷等，同时导致眼部和上呼吸道刺激症状，严重的可导致意识障碍。慢性正己烷中毒可引发神经系统症状，如痛觉和触觉减退、四肢无力等，还可引发心血管系统症状，如心室颤动、心肌细胞受损等。正己烷中毒对生殖系统也能够造成损害，如男性性功能下降等。

接触机会有制造胶水、清漆、黏合剂和其他相关产品，尤其在鞋用黏合剂中使用较多。

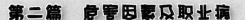

18. 苯中毒对人体有哪些危害?

急性苯中毒主要表现为头晕、头痛、恶心、呕吐、意识模糊等。慢性苯中毒主要对造血系统造成损害，影响机体的造血功能。机体早期表现为白细胞数量减少，慢性苯中毒严重的可导致再生障碍性贫血以及白血病。

接触机会有制造苯乙烯、农药、染料、油墨、油漆等。

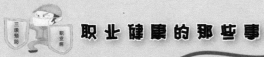

19. 有机磷农药中毒对人体有哪些危害?

　　有机磷农药应用广泛，因使用不当引发的中毒事件常见于报道。急性有机磷农药中毒表现为汗多、流口水、流鼻涕等，严重的表现为呼吸困难、恶心呕吐、心动过速、肌肉痉挛、头晕、头痛，甚至意识障碍。

　　有机磷农药中毒多发群体为农药厂制作、包装工人以及使用农药的人员。

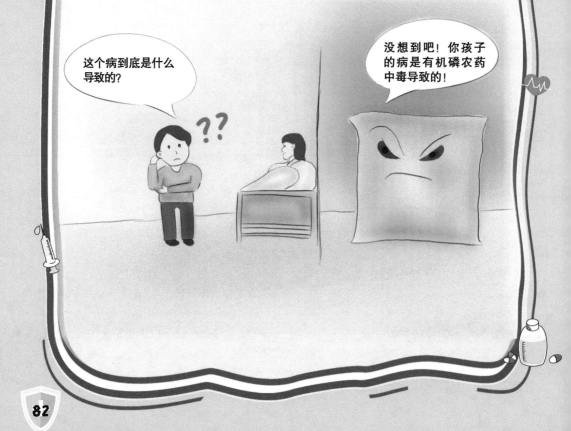

20. 预防有毒气体中毒有哪些措施?

有毒气体中毒多数是因为意外事故导致的，因此可以通过以下措施预防：①建立并严格执行安全操作规程是杜绝有毒气体中毒的有效措施。②生产过程中防止毒物的"跑、冒、漏、滴"是工作的重点。③生产设备采用耐腐蚀材料制造，涉有毒气体的生产环节密闭抽风，自动化生产、减少人员接触等能够有效降低有毒气体中毒风险。④定期对生产环境中的有毒气体浓度进行检测，及时发现隐患。⑤生产现场要配备急救设备。⑥参照国家法律法规和标准建立管理制度并严格执行。⑦做好职业卫生培训工作。

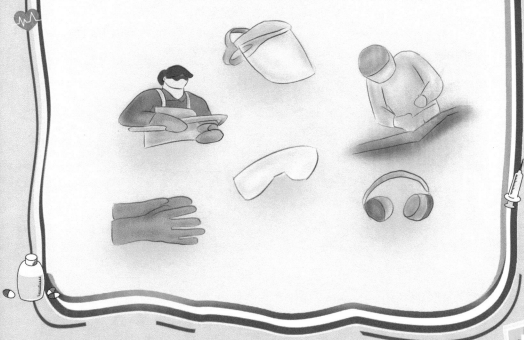

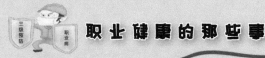

21. 如何选取有效的个人防护用品?

　　个人防护用品包括工作服、手套、眼镜、胶鞋、口罩等。个人防护用品的选择根据接触的职业病危害因素的不同而不同。如铅作业工人应使用聚氯乙烯滤膜口罩，汞作业工人应使用防毒口罩或者用2.5% ~ 10%碘处理过的活性炭口罩。

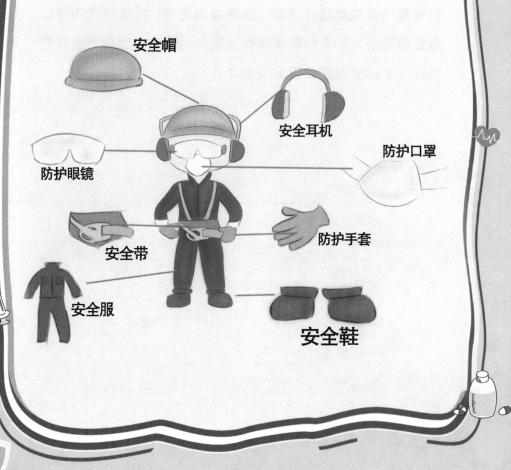

安全帽

安全耳机

防护口罩

防护眼镜

安全带

防护手套

安全服

安全鞋

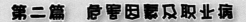

22. 有毒气体中毒是否有特效治疗药物?

目前部分有毒气体中毒有特效治疗药物，如铅中毒可以选用依地酸二钠钙等金属螯合剂；氰化物中毒可以使用"亚硝酸钠 - 硫代硫酸钠"疗法；有机磷农药中毒可以选用解磷定、阿托品等。特效治疗药物种类非常有限，对症治疗可以保护患者重要器官，缓解病痛，及时救治甚至能够挽救患者生命。

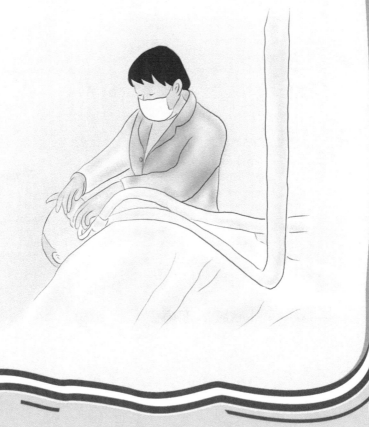

四、物理因素

1. 什么是职业性减压病?

职业性减压病是因环境气压降低速度过快或幅度过大，超出了安全范围，机体释放的氮气量超过血液运输和肺泡排出的负荷，使氮气在组织和血管内堆积，形成气泡和气栓而引起的疾病。接触人员如潜水员、高压氧舱内的医务人员等。

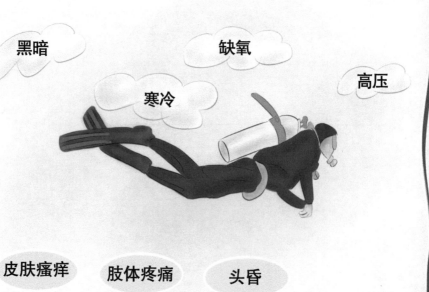

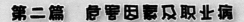

2. 什么是职业性高原病?

　　高原地区海拔高、气压低，因此氧气较为稀薄，长期在高海拔地区工作的人员会因低压性缺氧导致职业性高原病。临床上根据发病缓急分为急性高原病和慢性高原病。急性高原病表现为头痛、头晕、发绀等。慢性高原病表现为高原红细胞增多症、高原性心脏病等。

高原病

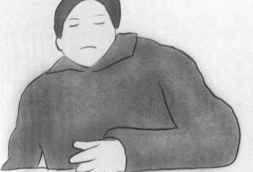

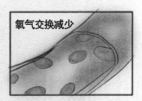

氧气交换减少

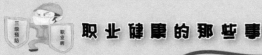
3. 什么是职业性航空病?

　　职业性航空病包括航空性中耳炎、航空性鼻窦炎、变压性眩晕、高空减压病、肺气压伤,其病因主要是飞行过程中气压的剧烈变化。临床表现包括耳部压痛、耳鸣、眼部胀痛、眩晕、胸痛等。气压变化时通过吞咽动作、做下颌运动可以有效预防职业性航空病。接触人员主要为飞行员及机组人员。

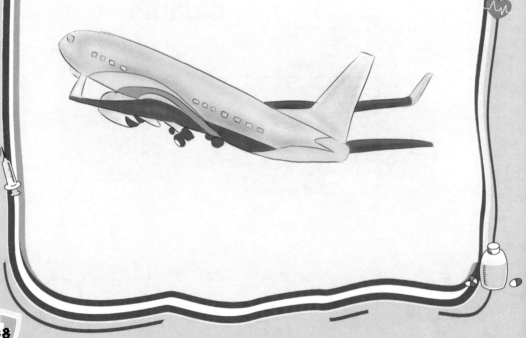

4. 什么是职业性手臂振动病?

职业性手臂振动病是作业人员长期从事手传振动作业而引起的以手部末梢循环障碍和手臂神经功能障碍为主的疾病。临床表现包括手麻、手痛、手胀等,振动性白指是其典型的表现。发作具有一过性特点。接触机会主要是使用风钻机、电钻机、砂轮机等。

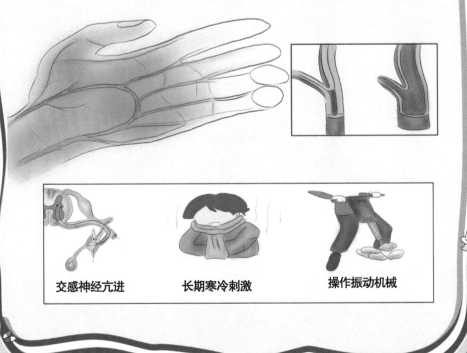

交感神经亢进　　　　　长期寒冷刺激　　　　　操作振动机械

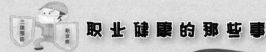

5. 什么是职业性中暑?

　　《职业性中暑的诊断》(GBZ 41—2019)中的定义:"中暑是指在高温作业环境下,由于热平衡和(或)水电解质代谢紊乱、有效循环血量减少而引起的以体温升高和(或)中枢神经系统功能障碍和(或)心血管功能障碍等为主要表现的急性全身性疾病。"如果在高温环境中作业一段时间后,出现头晕、头痛、乏力多汗、口渴心悸等,预示可能会发生中暑,需要提高警惕。如果发生中暑,应当将中暑者转运到通风阴凉处,并采取物理降温,如用凉水或酒精擦拭身体,或采取药物降温,注意监测体温,密切观察。

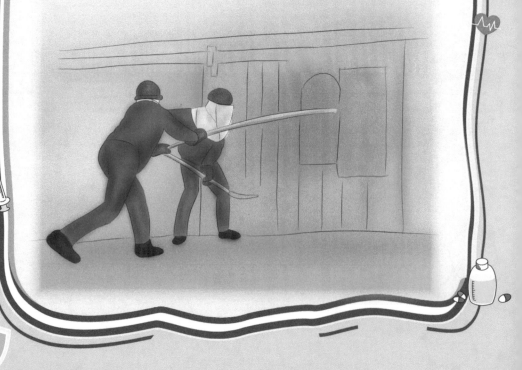

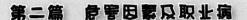

6. 常见易发生中暑的作业有哪些?

常见易发生中暑的作业包括高温、强辐射作业，如炼焦、炼铁、轧钢等；高温、高湿作业，如印染、缫丝、深矿井作业；夏季露天作业，如夏季农田劳作、露天建筑作业、露天搬运作业等。

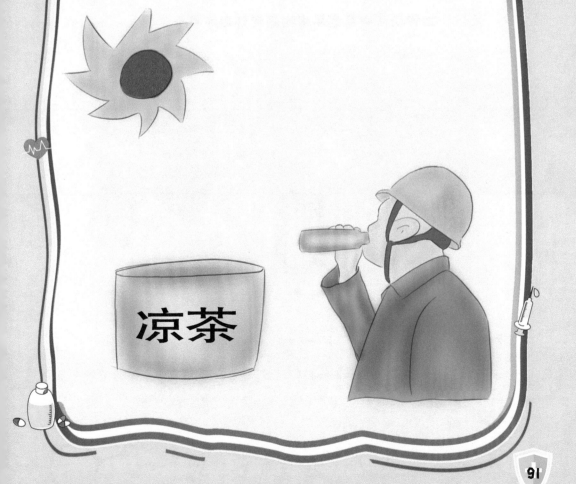

凉茶

7. 什么是职业性爆震聋?

职业性爆震聋是指在某些特殊情况下,如炸弹爆炸、矿山爆破、意外爆炸等,若没有佩戴防护用品,强烈的爆炸冲击波对人体造成的急性听觉系统损伤。轻度损伤者在经过治疗后,听力能够部分或大部分恢复,严重损伤者则可能出现永久性耳聋。

接触机会有炸药引爆出现意外,近距离暴露在爆炸冲击之下;工作场所中易燃易爆物品意外爆炸等。

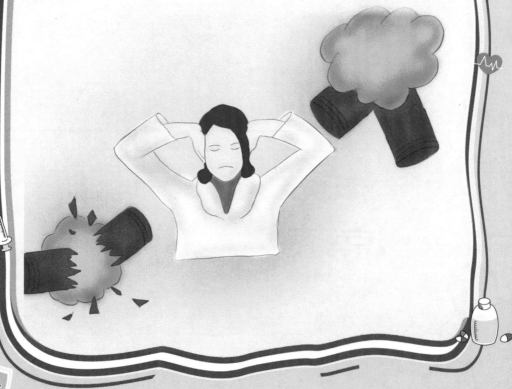

8. 如何预防物理因素所致职业病?

　　对物理因素所致职业病的预防并不表示要彻底消除这些因素，而是应当设法将其控制在正常范围内，如环境温度并不是越低越好，而应保持在正常范围内。若在某些环境下，物理因素超出正常范围且会对人体健康造成危害，而通过技术措施或者穿戴个人防护用品无法将其降低到正常范围时，则可以通过缩短接触时间保护劳动者健康。

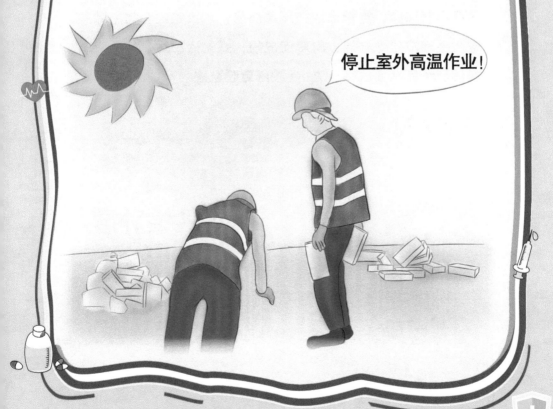

停止室外高温作业！

五、职业性肿瘤

1. 职业性肿瘤有哪些?

职业性肿瘤是劳动者在工作环境中因接触了某种特定的致癌因素而导致的某种特定肿瘤。《职业病分类和目录》中所列的职业性肿瘤共有11种,分别是:石棉所致肺癌、间皮瘤;联苯胺所致膀胱癌;苯所致白血病;氯甲醚、双氯甲醚所致肺癌;砷及其化合物所致肺癌、皮肤癌;氯乙烯所致肝血管肉瘤;焦炉逸散物所致肺癌;六价铬化合物所致肺癌;毛沸石所致肺癌、胸膜间皮瘤;煤焦油、煤焦油沥青、石油沥青所致皮肤癌; β - 萘胺所致膀胱癌。

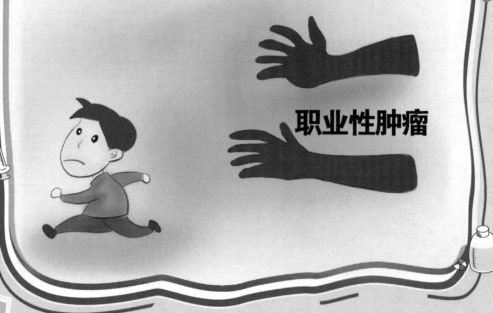

职业性肿瘤

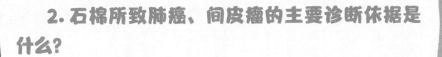

2. 石棉所致肺癌、间皮瘤的主要诊断依据是什么?

《职业性肿瘤的诊断》（GBZ 94—2017）对石棉所致肺癌、间皮瘤的诊断依据作出如下规定。

石棉所致肺癌的诊断依据：石棉肺合并肺癌者，应诊断为石棉所致肺癌。不合并石棉肺的肺癌患者，在诊断时应同时满足3个条件：原发性肺癌诊断明确；有明确的石棉粉尘职业接触史，累计接触年限1年以上（含1年）；潜隐期15年以上（含15年）。

石棉所致间皮瘤的诊断依据：石棉肺合并间皮瘤者，应诊断为石棉所致间皮瘤。不合并石棉肺的间皮瘤患者，在诊断时应同时满足3个条件：间皮瘤诊断明确；有明确的石棉粉尘职业接触史，累计接触年限1年以上（含1年）；潜隐期15年以上（含15年）。

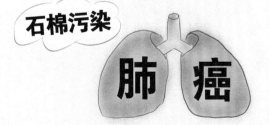

石棉污染

肺癌

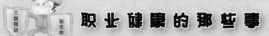

3. 联苯胺、β－萘胺所致膀胱癌的主要诊断依据是什么?

《职业性肿瘤的诊断》(GBZ 94—2017)中规定联苯胺所致膀胱癌诊断时应同时满足 3 个条件: 原发性膀胱癌诊断明确; 有明确的联苯胺职业接触史, 累计接触年限 1 年以上(含 1 年); 潜隐期 10 年以上(含 10 年)。

β-萘胺所致膀胱癌诊断时应同时满足 3 个条件: 原发性膀胱癌诊断明确; 有明确的 β-萘胺职业接触史, 累计接触年限 1 年以上(含 1 年); 潜隐期 10 年以上(含 10 年)。

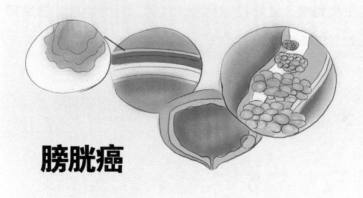

膀胱癌

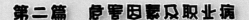

4. 苯所致白血病的主要诊断依据是什么?

苯所致白血病多见于长期接触高浓度苯作业者。《职业性肿瘤的诊断》（GBZ 94—2017）对苯所致白血病的诊断依据作出如下规定。

慢性苯中毒病史者所患白血病，应诊断为苯所致白血病。

无慢性苯中毒病史者所患白血病，在诊断时应同时满足3个条件：白血病诊断明确；有明确的过量苯职业接触史，累计接触年限6个月以上（含6个月）；潜隐期2年以上（含2年）。

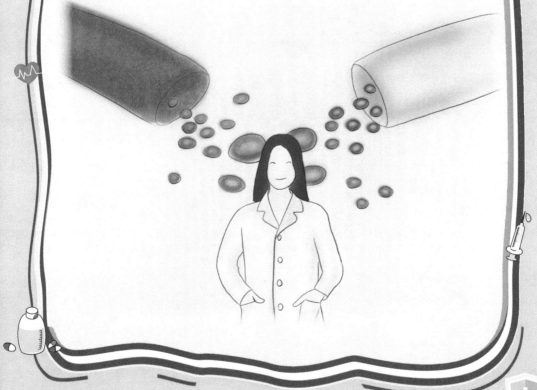

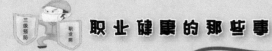

5. 氯甲醚、双氯甲醚所致肺癌的主要诊断依据是什么?

　　《职业性肿瘤的诊断》(GBZ 94—2017)中规定氯甲醚、双氯甲醚所致肺癌诊断时应同时满足 3 个条件：原发性肺癌诊断明确；有明确的氯甲醚或双氯甲醚职业接触史，累计接触年限1年以上(含1年)；潜隐期 4 年以上(含 4 年)。

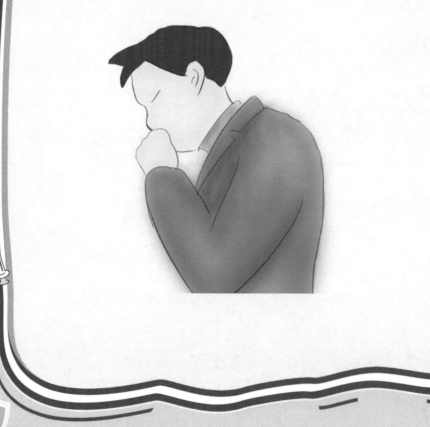

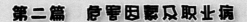

6. 砷及其化合物所致肺癌、皮肤癌的主要诊断依据是什么?

《职业性肿瘤的诊断》（GBZ 94—2017）对砷及其化合物所致肺癌、皮肤癌的诊断依据作出如下规定。

砷及其化合物所致肺癌在诊断时应同时满足 3 个条件：原发性肺癌诊断明确；有明确的砷及其化合物职业接触史，累计接触年限 3 年以上（含 3 年）；潜隐期 6 年以上（含 6 年）。

砷及其化合物所致皮肤癌主要诊断依据：慢性砷中毒病史者所患皮肤癌应诊断为砷所致皮肤癌。无慢性砷中毒病史者所患皮肤癌在诊断时应同时满足 3 个条件：原发性皮肤癌诊断明确；有明确的砷及其化合物职业接触史，累计接触年限 5 年以上（含 5 年）；潜隐期 5 年以上（含 5 年）。

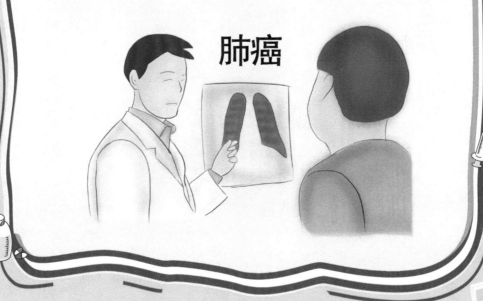

肺癌

7. 氯乙烯所致肝血管肉瘤的主要诊断依据是什么?

　　肝血管肉瘤是一种罕见的、高度恶性的肝脏肿瘤,同时又很难诊断。职业性肝血管肉瘤与接触氯乙烯有明确的关联,多见于清釜工。《职业性肿瘤的诊断》(GBZ 94—2017)中规定氯乙烯所致肝血管肉瘤诊断时应同时满足 3 个条件:原发性肝血管肉瘤诊断明确;有明确的氯乙烯单体职业接触史,累计接触年限1年以上(含1年);潜隐期1年以上(含1年)。

肝血管肉瘤

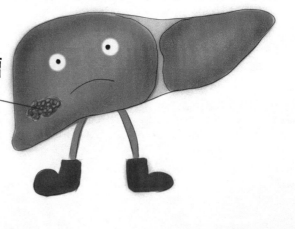

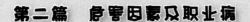

8. 焦炉逸散物所致肺癌的主要诊断依据是什么？

焦炉逸散物通常是烟煤在焦炉炭化室干馏过程中产生的气体、蒸气和烟尘。焦炉逸散物含有多种多环芳烃类化合物，具有致癌性。《职业性肿瘤的诊断》（GBZ 94—2017）中规定焦炉逸散物所致肺癌诊断时应同时满足3个条件：原发性肺癌临床诊断明确；有明确的焦炉逸散物职业接触史，累计接触年限1年以上（含1年）；潜隐期10年以上（含10年）。

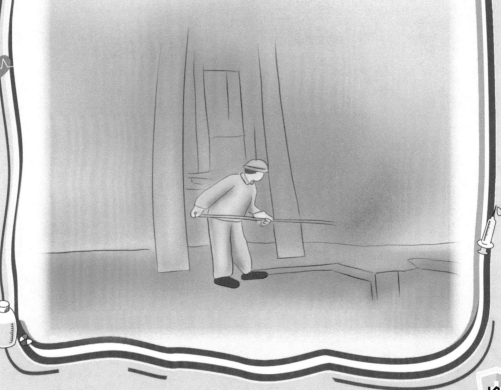

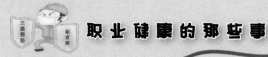

9. 六价铬化合物所致肺癌的主要诊断依据是什么?

《职业性肿瘤的诊断》（GBZ 94—2017）中规定六价铬化合物所致肺癌诊断时应同时满足 3 个条件：原发性肺癌临床诊断明确；有明确的六价铬化合物职业接触史，累计接触年限 1 年以上（含 1 年）；潜隐期 4 年以上（含 4 年）。

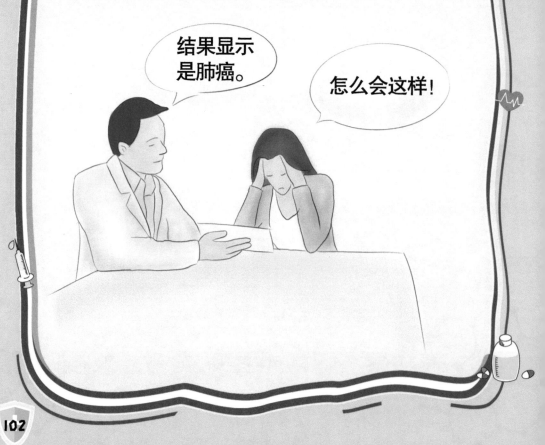

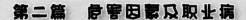

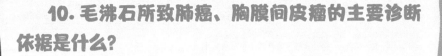

10. 毛沸石所致肺癌、胸膜间皮瘤的主要诊断依据是什么?

《职业性肿瘤的诊断》（GBZ 94—2017）中规定毛沸石所致肺癌诊断时应同时满足 3 个条件：原发性肺癌诊断明确；有明确的毛沸石粉尘职业接触史，累计接触年限 1 年以上（含 1 年）；潜隐期 10 年以上（含 10 年）。

毛沸石所致胸膜间皮瘤诊断时应同时满足 3 个条件：胸膜间皮瘤诊断明确；有明确的毛沸石粉尘职业接触史，累计接触年限 1 年以上（含 1 年）；潜隐期 10 年以上（含 10 年）。

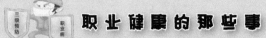
11. 煤焦油、煤焦油沥青、石油沥青所致皮肤癌的主要诊断依据是什么?

《职业性肿瘤的诊断》（GBZ 94—2017）中规定煤焦油、煤焦油沥青、石油沥青所致皮肤癌诊断时应同时满足 3 个条件：原发性皮肤癌诊断明确；有明确的煤焦油、煤焦油沥青、石油沥青职业接触史，累计接触年限 6 个月以上（含 6 个月）；潜隐期 15 年以上（含 15 年）。

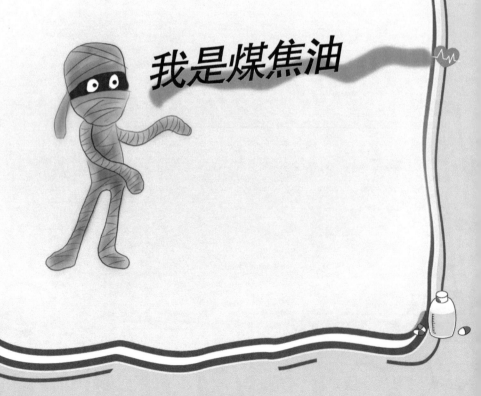

我是煤焦油

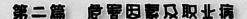

六、其他职业病危害因素所致职业病

1. 职业性炭疽的主要诊断依据是什么?

炭疽是由炭疽芽孢杆菌引起的一种人兽共患急性传染病。职业性炭疽诊断参照《炭疽诊断》（WS 283—2020），主要依据流行病学史、临床表现及分型、实验室检查。

职业性炭疽高发人群为牧民、猎人、草食动物饲养管理人员、屠宰及皮毛加工人员、兽医及畜牧产品检疫人员等。

2. 什么是职业性布鲁菌病?

　　布鲁菌病是由布鲁杆菌引起的一种人畜共患传染病。在中国西北、西南牧区发病率较高。肉食加工工人、兽医、实验室工作人员为高发人群。人因与病畜接触或摄取了病畜奶制品及肉而感染。患者可出现发热、全身不适、乏力、关节疼痛和淋巴结肿等症状。

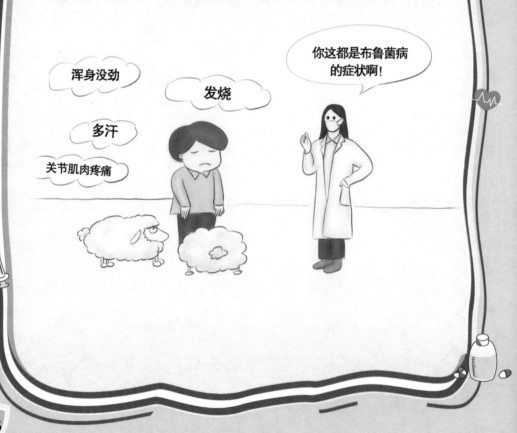

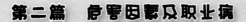

3. 什么是职业性皮肤病?

　　职业性皮肤病是劳动者在劳动过程中因接触化学、物理、生物等职业病危害因素引起的皮肤疾病。常见职业性皮肤病包括职业性皮炎、职业性皮肤色素变化、职业性白斑、职业性痤疮等。

　　接触机会主要有接触洗涤剂、有机溶剂、氧化剂、还原剂等刺激物。

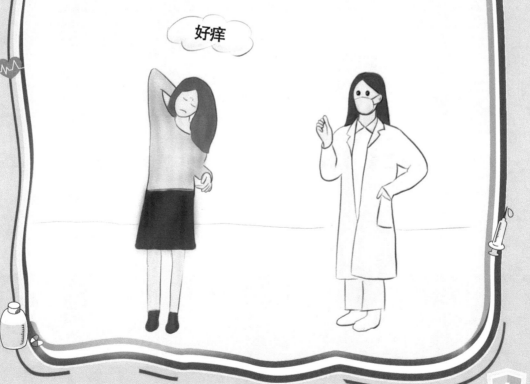

好痒

4. 什么是职业性眼病?

　　职业性眼病是由于眼部直接接触了生产环境中酸性或碱性化学物，受电离或非电离辐射照射，以及机体遭受电流电击等造成的眼部疾病。其中以化学性眼部灼伤最为常见；电光性眼炎主要见于电焊工及接触强紫外线辐射的劳动者；中毒性白内障主要见于接触三硝基甲苯的劳动者。

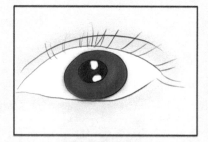
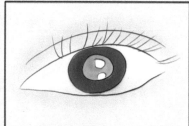

　　　正常人眼睛　　　　　　白内障病人眼睛

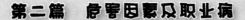

5. 职业性铬鼻病的主要临床表现是什么?

劳动过程中接触铬酸、铬酐、铬酸盐及重铬酸盐等六价铬化合物可引起职业性铬鼻病。职业性铬鼻病的主要临床表现为流鼻涕、鼻部灼痛、嗅觉减退、鼻黏膜充血肿胀等,严重时鼻腔内部某些部位的黏膜出现糜烂、溃疡。高发人群主要有电镀工、铬酸盐生产工人。

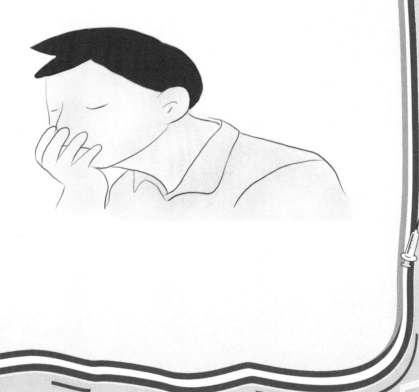

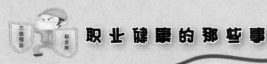
6. 什么是职业性牙酸蚀病？

职业性牙酸蚀病是较长时间接触各种酸雾或酸酐而引起的牙体硬组织脱钙缺损。其临床表现除前牙牙冠有不同程度缺损外，还有牙齿对冷、热、酸、甜等刺激敏感，严重者牙冠大部分缺损或仅留下残根。

高发人群主要为盐酸、硫酸和硝酸等制造业的生产工人。

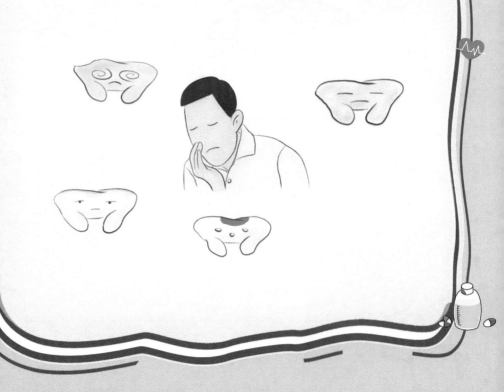

第三篇
法律法规

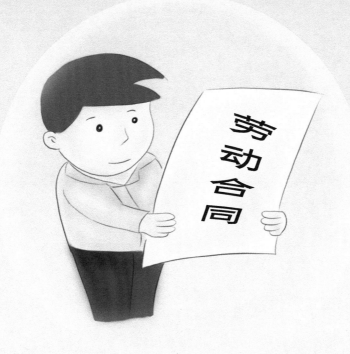

一、《中华人民共和国职业病防治法》

1. 用人单位和工会组织应该如何维护劳动者的职业卫生权利？

《中华人民共和国职业病防治法》第四条规定：劳动者依法享有职业卫生保护的权利。

用人单位应当为劳动者创造符合国家职业卫生标准和卫生要求的工作环境和条件，并采取措施保障劳动者获得职业卫生保护。

工会组织依法对职业病防治工作进行监督，维护劳动者的合法权益。用人单位制定或者修改有关职业病防治的规章制度，应当听取工会组织的意见。

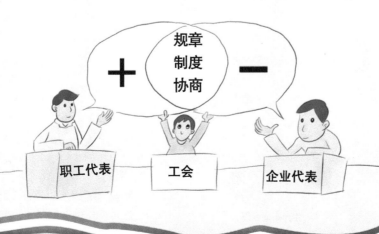

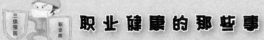

2. 存在职业病危害因素的工作场所应当符合哪些职业卫生要求?

《中华人民共和国职业病防治法》第十五条规定，产生职业病危害的用人单位的设立除应当符合法律、行政法规规定的设立条件外，其工作场所还应当符合下列职业卫生要求：

（1）职业病危害因素的强度或者浓度符合国家职业卫生标准；

（2）有与职业病危害防护相适应的设施；

（3）生产布局合理，符合有害与无害作业分开的原则；

（4）有配套的更衣间、洗浴间、孕妇休息间等卫生设施；

（5）设备、工具、用具等设施符合保护劳动者生理、心理健康的要求；

（6）法律、行政法规和国务院卫生行政部门关于保护劳动者健康的其他要求。

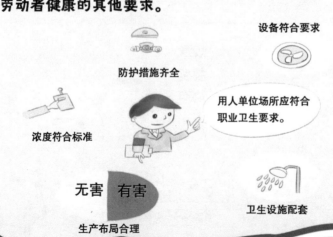

设备符合要求

防护措施齐全

用人单位场所应符合职业卫生要求。

浓度符合标准

无害　有害

卫生设施配套

生产布局合理

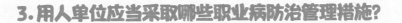

3.用人单位应当采取哪些职业病防治管理措施?

《中华人民共和国职业病防治法》第二十条规定，用人单位应当采取下列职业病防治管理措施：

（1）设置或者指定职业卫生管理机构或者组织，配备专职或者兼职的职业卫生管理人员，负责本单位的职业病防治工作；

（2）制定职业病防治计划和实施方案；

（3）建立、健全职业卫生管理制度和操作规程；

（4）建立、健全职业卫生档案和劳动者健康监护档案；

（5）建立、健全工作场所职业病危害因素监测及评价制度；

（6）建立、健全职业病危害事故应急救援预案。

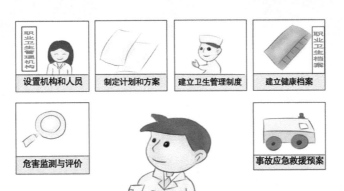

设置机构和人员　制定计划和方案　建立卫生管理制度　建立健康档案

危害监测与评价　　　　　　　　　事故应急救援预案

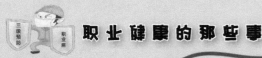

4. 为保障劳动者健康，用人单位应如何防护职业病危害？

　　《中华人民共和国职业病防治法》第二十二条规定：用人单位必须采用有效的职业病防护设施，并为劳动者提供个人使用的职业病防护用品。

　　用人单位为劳动者个人提供的职业病防护用品必须符合防治职业病的要求；不符合要求的，不得使用。

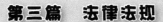

5. 产生职业病危害的用人单位应如何设置公告栏?

《中华人民共和国职业病防治法》第二十四条规定：产生职业病危害的用人单位，应当在醒目位置设置公告栏，公布有关职业病防治的规章制度、操作规程、职业病危害事故应急救援措施和工作场所职业病危害因素检测结果。

对产生严重职业病危害的作业岗位，应当在其醒目位置，设置警示标识和中文警示说明。警示说明应当载明产生职业病危害的种类、后果、预防以及应急救治措施等内容。

6. 对可能发生急性职业损伤的有毒、有害工作场所，用人单位应该采取哪些措施？

《中华人民共和国职业病防治法》第二十五条规定：对可能发生急性职业损伤的有毒、有害工作场所，用人单位应当设置报警装置，配置现场急救用品、冲洗设备、应急撤离通道和必要的泄险区。

对放射工作场所和放射性同位素的运输、贮存，用人单位必须配置防护设备和报警装置，保证接触放射线的工作人员佩戴个人剂量计。

对职业病防护设备、应急救援设施和个人使用的职业病防护用品，用人单位应当进行经常性的维护、检修，定期检测其性能和效果，确保其处于正常状态，不得擅自拆除或者停止使用。

| 防治责任 | 危害告知 | 危害申报 | 宣传教育培训 | 维护检修 |

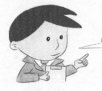

要建立、健全职业危害防治制度和操作规程，一个都不能少！

| 用品管理 | 日常监测 | 档案管理 | 操作规范 | 其他危害防治 |

118

7.用人单位应当如何履行职业病危害告知义务?

《中华人民共和国职业病防治法》第三十三条规定：用人单位与劳动者订立劳动合同（含聘用合同，下同）时，应当将工作过程中可能产生的职业病危害及其后果、职业病防护措施和待遇等如实告知劳动者，并在劳动合同中写明，不得隐瞒或者欺骗。

劳动者在已订立劳动合同期间因工作岗位或者工作内容变更，从事与所订立劳动合同中未告知的存在职业病危害的作业时，用人单位应当依照前款规定，向劳动者履行如实告知的义务，并协商变更原劳动合同相关条款。

用人单位违反前两款规定的，劳动者有权拒绝从事存在职业病危害的作业，用人单位不得因此解除与劳动者所订立的劳动合同。

8.用人单位应当如何开展职业卫生培训工作?

《中华人民共和国职业病防治法》第三十四条规定:用人单位的主要负责人和职业卫生管理人员应当接受职业卫生培训,遵守职业病防治法律、法规,依法组织本单位的职业病防治工作。

用人单位应当对劳动者进行上岗前的职业卫生培训和在岗期间的定期职业卫生培训,普及职业卫生知识,督促劳动者遵守职业病防治法律、法规、规章和操作规程,指导劳动者正确使用职业病防护设备和个人使用的职业病防护用品。

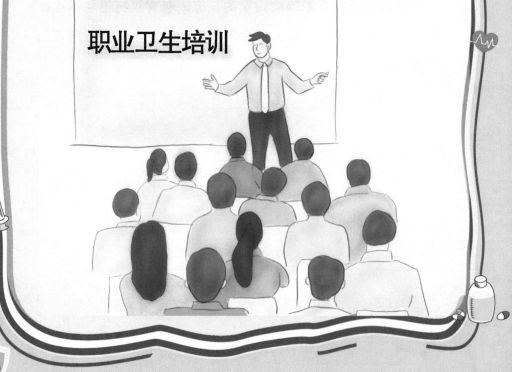

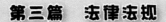

9. 用人单位开展培训工作时对劳动者有什么要求？

《中华人民共和国职业病防治法》第三十四条规定：劳动者应当学习和掌握相关的职业卫生知识，增强职业病防范意识，遵守职业病防治法律、法规、规章和操作规程，正确使用、维护职业病防护设备和个人使用的职业病防护用品，发现职业病危害事故隐患应当及时报告。

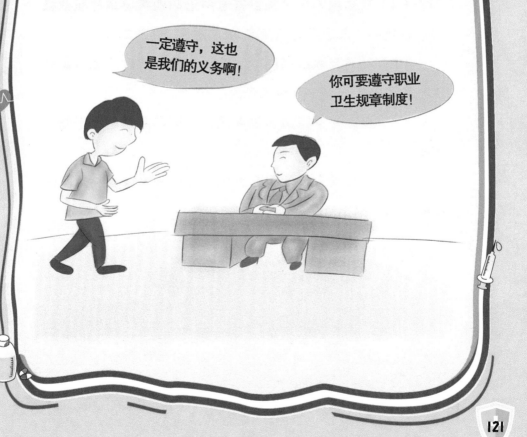

一定遵守，这也是我们的义务啊！

你可要遵守职业卫生规章制度！

10. 劳动者享有哪些职业卫生保护权利?

《中华人民共和国职业病防治法》第三十九条规定，劳动者享有下列职业卫生保护权利：

（1）获得职业卫生教育、培训；

（2）获得职业健康检查、职业病诊疗、康复等职业病防治服务；

（3）了解工作场所产生或者可能产生的职业病危害因素、危害后果和应当采取的职业病防护措施；

（4）要求用人单位提供符合防治职业病要求的职业病防护设施和个人使用的职业病防护用品，改善工作条件；

（5）对违反职业病防治法律、法规以及危及生命健康的行为提出批评、检举和控告；

（6）拒绝违章指挥和强令进行没有职业病防护措施的作业；

（7）参与用人单位职业卫生工作的民主管理，对职业病防治工作提出意见和建议。

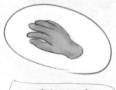

减振手套

安全帽

11. 职业病诊断应考虑的因素有哪些?

《中华人民共和国职业病防治法》第四十六条规定,职业病诊断应当综合分析下列因素:

(1)病人的职业史;

(2)职业病危害接触史和工作场所职业病危害因素情况;

(3)临床表现以及辅助检查结果等。

没有证据否定职业病危害因素与病人临床表现之间的必然联系的,应当诊断为职业病。

职业病诊断证明书应当由参与诊断的取得职业病诊断资格的执业医师签署,并经承担职业病诊断的医疗卫生机构审核盖章。

12. 涉及职业病诊断时，劳动者享有的权利有哪些？

《中华人民共和国职业病防治法》第四十四条、第四十九条和第五十二条规定：

劳动者可以在用人单位所在地、本人户籍所在地或者经常居住地依法承担职业病诊断的医疗卫生机构进行职业病诊断。

职业病诊断、鉴定过程中，在确认劳动者职业史、职业病危害接触史时，当事人对劳动关系、工种、工作岗位或者在岗时间有争议的，可以向当地的劳动人事争议仲裁委员会申请仲裁；接到申请的劳动人事争议仲裁委员会应当受理，并在三十日内作出裁决。

劳动者对仲裁裁决不服的，可以依法向人民法院提起诉讼。

当事人对职业病诊断有异议的，可以向作出诊断的医疗卫生机构所在地地方人民政府卫生行政部门申请鉴定。

当事人对设区的市级职业病诊断鉴定委员会的鉴定结论不服的，可以向省、自治区、直辖市人民政府卫生行政部门申请再鉴定。

13. 用人单位应当如何保障职业病、疑似职业病病人的权益?

《中华人民共和国职业病防治法》第五十五条、第五十六条规定:

用人单位应当及时安排对疑似职业病病人进行诊断;在疑似职业病病人诊断或者医学观察期间,不得解除或者终止与其订立的劳动合同。

疑似职业病病人在诊断、医学观察期间的费用,由用人单位承担。

用人单位应当保障职业病病人依法享受国家规定的职业病待遇。

用人单位应当按照国家有关规定,安排职业病病人进行治疗、康复和定期检查。

用人单位对不适宜继续从事原工作的职业病病人,应当调离原岗位,并妥善安置。

用人单位对从事接触职业病危害的作业的劳动者,应当给予适当岗位津贴。

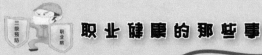

14. 返乡务工人员如何选择职业病诊断地?

返乡务工人员身患疾病且疑似职业病时,往往较难返回原工作地进行职业病诊断。为了保障这些劳动者权益,《中华人民共和国职业病防治法》第四十四条规定:"劳动者可以在用人单位所在地、本人户籍所在地或者经常居住地依法承担职业病诊断的医疗卫生机构进行职业病诊断。"诊断地有多家依法承担职业病诊断的医疗卫生机构的,劳动者有权选择任何一家职业病诊断机构进行职业病诊断。

职业病诊断机构

15. 职业病病人享有哪些待遇?

《中华人民共和国职业病防治法》第五十六条、第五十七条和第五十九条规定:

用人单位应当保障职业病病人依法享受国家规定的职业病待遇。

用人单位应当按照国家有关规定,安排职业病病人进行治疗、康复和定期检查。

用人单位对不适宜继续从事原工作的职业病病人,应当调离原岗位,并妥善安置。

职业病病人的诊疗、康复费用,伤残以及丧失劳动能力的职业病病人的社会保障,按照国家有关工伤保险的规定执行。

劳动者被诊断患有职业病,但用人单位没有依法参加工伤保险的,其医疗和生活保障由该用人单位承担。

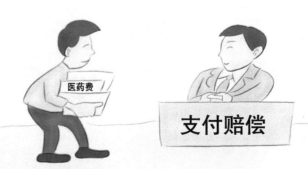

医药费

支付赔偿

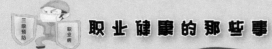

16. 职业病病人变动工作单位后享有的合法权益有哪些?

　　《中华人民共和国职业病防治法》第六十条规定：职业病病人变动工作单位，其依法享有的待遇不变。

　　用人单位在发生分立、合并、解散、破产等情形时，应当对从事接触职业病危害的作业的劳动者进行健康检查，并按照国家有关规定妥善安置职业病病人。

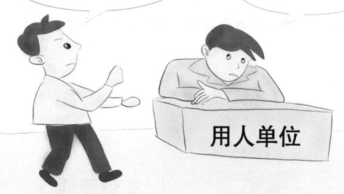

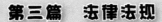

17. 用人单位已经不存在或者无法确认劳动关系的职业病病人，享有哪些政府保障？

《中华人民共和国职业病防治法》第六十一条规定：用人单位已经不存在或者无法确认劳动关系的职业病病人，可以向地方人民政府医疗保障、民政部门申请医疗救助和生活等方面的救助。

地方各级人民政府应当根据本地区的实际情况，采取其他措施，使前款规定的职业病病人获得医疗救治。

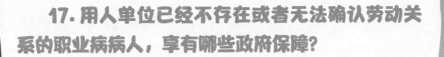

医疗救助

二、《中华人民共和国尘肺病防治条例》

1. 为保障粉尘作业劳动者健康，对用人单位有何要求？

《中华人民共和国尘肺病防治条例》第十二条规定：职工使用的防止粉尘危害的防护用品，必须符合国家的有关标准。企业、事业单位应当建立严格的管理制度，并教育职工按规定和要求使用。

对初次从事粉尘作业的职工，由其所在单位进行防尘知识教育和考核，考试合格后方可从事粉尘作业。

不满十八周岁的未成年人，禁止从事粉尘作业。

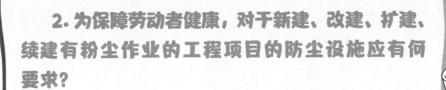

2. 为保障劳动者健康，对于新建、改建、扩建、续建有粉尘作业的工程项目的防尘设施应有何要求？

《中华人民共和国尘肺病防治条例》第十三条规定：新建、改建、扩建、续建有粉尘作业的工程项目，防尘设施必须与主体工程同时设计、同时施工、同时投产。设计任务书，必须经当地卫生行政部门、劳动部门和工会组织审查同意后，方可施工。竣工验收，应由当地卫生行政部门、劳动部门和工会组织参加，凡不符合要求的，不得投产。

防尘设施

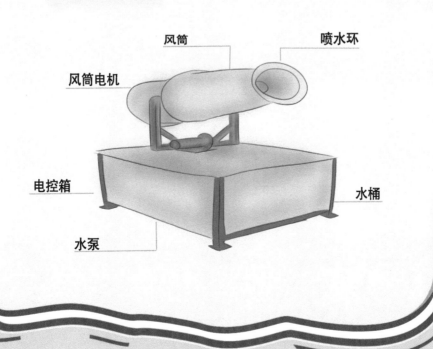

风筒　　　　喷水环

风筒电机

电控箱　　　　　　　水桶

水泵

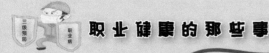
3. 对有粉尘作业的企业、事业单位的作业场所粉尘浓度检测有何要求?

《中华人民共和国尘肺病防治条例》第十七条规定：凡有粉尘作业的企业、事业单位，必须定期测定作业场所的粉尘浓度。测尘结果必须向主管部门和当地卫生行政部门、劳动部门和工会组织报告，并定期向职工公布。

从事粉尘作业的单位必须建立测尘资料档案。

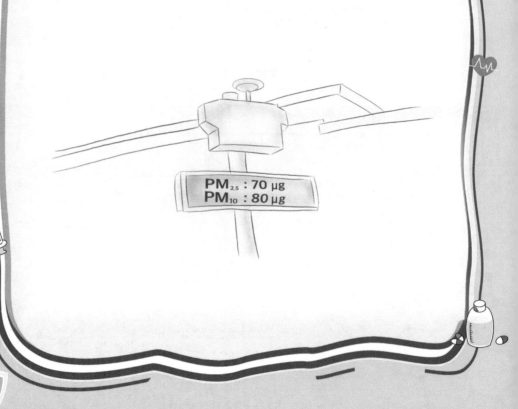

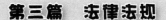

4. 存在粉尘危害的用人单位应采取哪些健康管理措施保障职工健康?

《中华人民共和国尘肺病防治条例》第十九条、第二十条、第二十一条规定:

各企业、事业单位对新从事粉尘作业的职工,必须进行健康检查。对在职和离职的从事粉尘作业的职工,必须定期进行健康检查。检查的内容、期限和尘肺病诊断标准,按卫生行政部门有关职业病管理的规定执行。

各企业、事业单位必须贯彻执行职业病报告制度,按期向当地卫生行政部门、劳动部门、工会组织和本单位的主管部门报告职工尘肺病发生和死亡情况。

各企业、事业单位对已确诊为尘肺病的职工,必须调离粉尘作业岗位,并给予治疗或疗养。尘肺病患者的社会保险待遇,按国家有关规定办理。

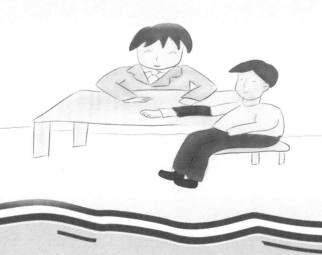

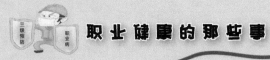

5. 粉尘作业是否可以转嫁、外包、联营?

　　《中华人民共和国尘肺病防治条例》第十一条规定:严禁任何企业、事业单位将粉尘作业转嫁、外包或以联营的形式给没有防尘设施的乡镇、街道企业或个体工商户。

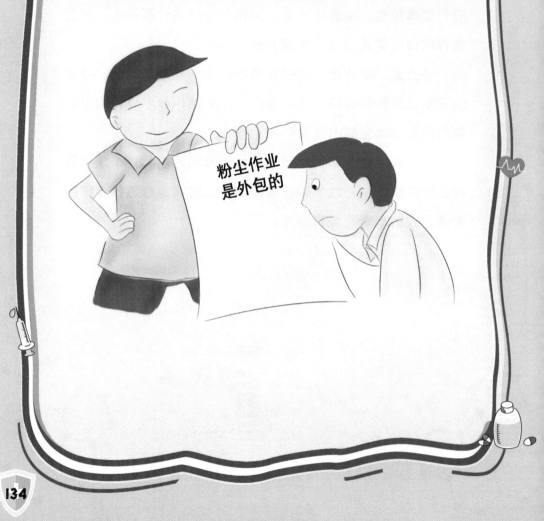

粉尘作业
是外包的

三、《职业病诊断与鉴定管理办法》

1. 是否所有的职业病诊断资料均需要劳动者提供?

劳动者依法要求进行职业病诊断的，须提供本人掌握的职业病诊断有关资料，但并不是所有资料均需要劳动者提供。《职业病诊断与鉴定管理办法》第二十三条规定：职业病诊断机构进行职业病诊断时，应当书面通知劳动者所在的用人单位提供相关职业病诊断资料，用人单位应当在接到通知后的十日内如实提供。

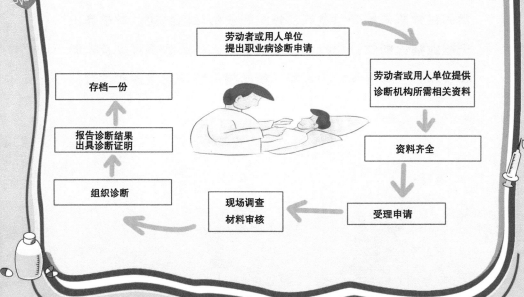

2. 若用人单位拒不提供职业病诊断相关资料，是否能诊断职业病？

《职业病诊断与鉴定管理办法》第二十四条、第二十八条规定：

用人单位未在规定时间内提供职业病诊断所需要资料的，职业病诊断机构可以依法提请卫生健康主管部门督促用人单位提供。

经卫生健康主管部门督促，用人单位仍不提供工作场所职业病危害因素检测结果、职业健康监护档案等资料或者提供资料不全的，职业病诊断机构应当结合劳动者的临床表现、辅助检查结果和劳动者的职业史、职业病危害接触史，并参考劳动者自述或工友旁证资料、卫生健康等有关部门提供的日常监督检查信息等，作出职业病诊断结论。对于作出无职业病诊断结论的病人，可依据病人的临床表现以及辅助检查结果，作出疾病的诊断，提出相关医学意见或者建议。

无法提供！

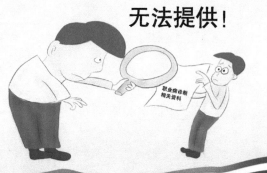

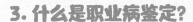

3. 什么是职业病鉴定?

通俗地讲,职业病鉴定是对职业病诊断机构作出的诊断结论进行"正确性"判断的过程。《职业病诊断与鉴定管理办法》第三十四条规定:当事人对职业病诊断机构作出的职业病诊断有异议的,可以在接到职业病诊断证明书之日起三十日内,向作出诊断的职业病诊断机构所在地设区的市级卫生健康主管部门申请鉴定。

职业病诊断争议由设区的市级以上地方卫生健康主管部门根据当事人的申请组织职业病诊断鉴定委员会进行鉴定。

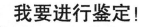

我要进行鉴定!

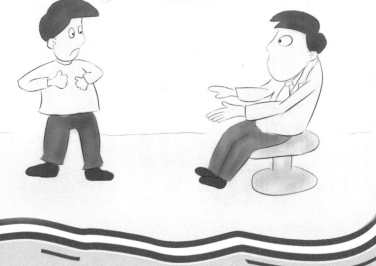

4. 如果对鉴定结果有异议该怎么办?

　　《职业病诊断与鉴定管理办法》第三十五条规定:职业病鉴定实行两级鉴定制,设区的市级职业病诊断鉴定委员会负责职业病诊断争议的首次鉴定。

　　当事人对设区的市级职业病鉴定结论不服的,可以在接到诊断鉴定书之日起十五日内,向原鉴定组织所在地省级卫生健康主管部门申请再鉴定,省级鉴定为最终鉴定。

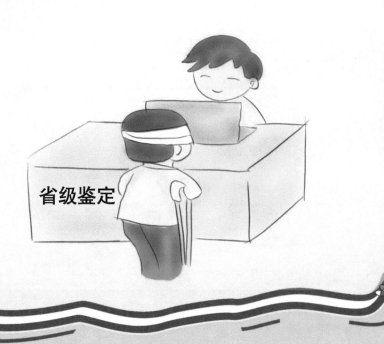

省级鉴定

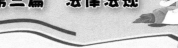

四、《女职工劳动保护特别规定》

1. 用人单位不允许女职工预产期提前休假，是否合规？

用人单位不允许女职工预产期提前休假不合规。《女职工劳动保护特别规定》第七条规定：女职工生育享受 98 天产假，其中产前可以休假 15 天；难产的，增加产假 15 天；生育多胞胎的，每多生育 1 个婴儿，增加产假 15 天。

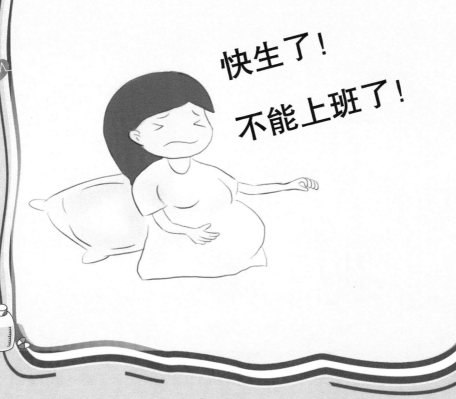

快生了！

不能上班了！

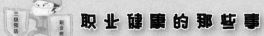

2. 女职工因产检占用了工作时间，用人单位借此扣除女职工工资，是否合规？

根据《女职工劳动保护特别规定》第六条规定，"怀孕女职工在劳动时间内进行产前检查，所需时间计入劳动时间"，用人单位因女职工产检占用了工作时间而扣除女职工工资，显然是不合规的。女职工可以向有关部门反映，进行维权。但女职工产检仍需要履行必要的请假手续，按规定行使自己的权利。

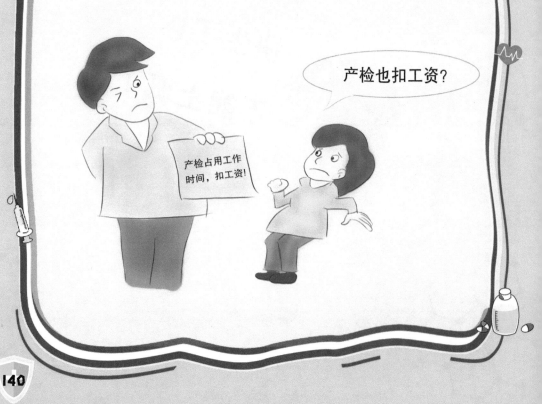

产检也扣工资？

产检占用工作时间，扣工资！

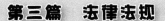

3. 女职工流产是否也可以享受产假?

　　根据《女职工劳动保护特别规定》第七条规定，"女职工怀孕未满 4 个月流产的，享受 15 天产假；怀孕满 4 个月流产的，享受 42 天产假"，女职工流产仍然能够按照规定享受相应的产假。

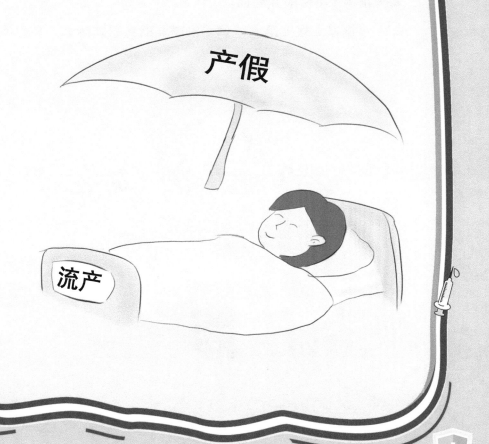

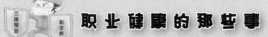
4.用人单位要求哺乳期女职工加班，是否合规？

《女职工劳动保护特别规定》第九条规定：对哺乳未满1周岁婴儿的女职工，用人单位不得延长劳动时间或者安排夜班劳动。

用人单位应当在每天的劳动时间内为哺乳期女职工安排1小时哺乳时间；女职工生育多胞胎的，每多哺乳1个婴儿每天增加1小时哺乳时间。

根据以上规定用人单位要求哺乳期女职工加工，显然不合规。

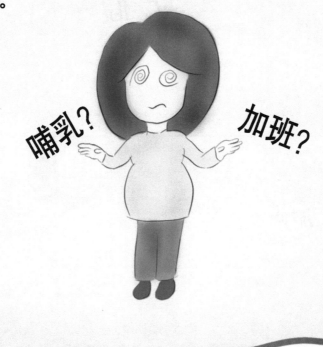

5. 怀孕女职工享有哪些权利?

《女职工劳动保护特别规定》第五条、第六条规定:

用人单位不得因女职工怀孕、生育、哺乳降低其工资、予以辞退、与其解除劳动或者聘用合同。

女职工在孕期不能适应原劳动的,用人单位应当根据医疗机构的证明,予以减轻劳动量或者安排其他能够适应的劳动。

对怀孕 7 个月以上的女职工,用人单位不得延长劳动时间或者安排夜班劳动,并应当在劳动时间内安排一定的休息时间。

怀孕女职工在劳动时间内进行产前检查,所需时间计入劳动时间。

女职工保护

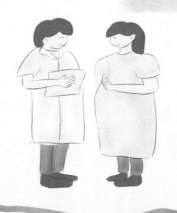

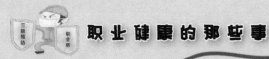
6. 女职工生育期间享有哪些权利?

　　《女职工劳动保护特别规定》第八条规定：女职工产假期间的生育津贴，对已经参加生育保险的，按照用人单位上年度职工月平均工资的标准由生育保险基金支付；对未参加生育保险的，按照女职工产假前工资的标准由用人单位支付。

　　女职工生育或者流产的医疗费用，按照生育保险规定的项目和标准，对已经参加生育保险的，由生育保险基金支付；对未参加生育保险的，由用人单位支付。

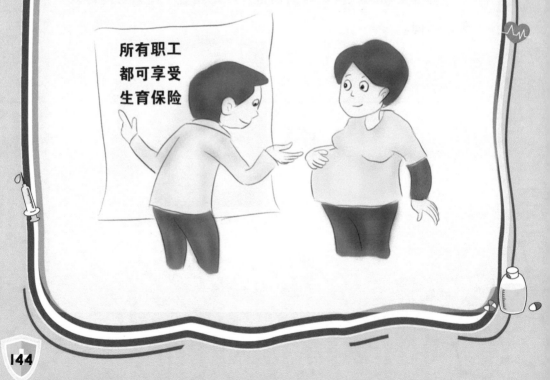

所有职工
都可享受
生育保险

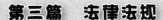

7. 用人单位违反《女职工劳动保护特别规定》会有何后果?

《女职工劳动保护特别规定》第十四条、第十五条规定:

用人单位违反本规定,侵害女职工合法权益的,女职工可以依法投诉、举报、申诉,依法向劳动人事争议调解仲裁机构申请调解仲裁,对仲裁裁决不服的,依法向人民法院提起诉讼。

用人单位违反本规定,侵害女职工合法权益,造成女职工损害的,依法给予赔偿;用人单位及其直接负责的主管人员和其他直接责任人员构成犯罪的,依法追究刑事责任。

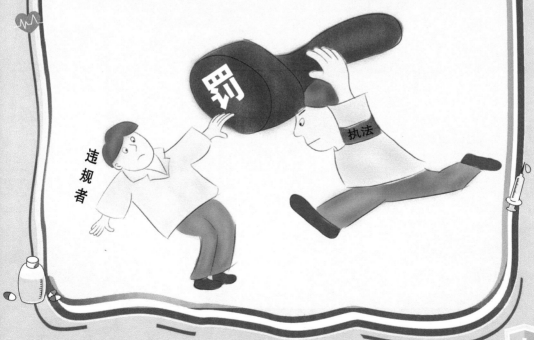

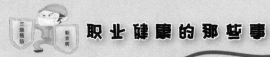

8. 女职工禁忌从事的劳动范围是什么?

　　《女职工劳动保护特别规定》附录第一条规定了女职工禁忌从事的劳动范围:

　　(1)矿山井下作业;

　　(2)体力劳动强度分级标准中规定的第四级体力劳动强度的作业;

　　(3)每小时负重6次以上、每次负重超过20公斤的作业,或者间断负重、每次负重超过25公斤的作业。

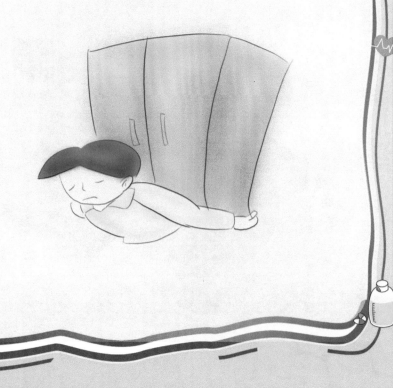

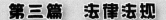

9. 女职工在经期禁忌从事的劳动范围是什么?

《女职工劳动保护特别规定》附录第二条规定了女职工在经期禁忌从事的劳动范围:

（1）冷水作业分级标准中规定的第二级、第三级、第四级冷水作业;

（2）低温作业分级标准中规定的第二级、第三级、第四级低温作业;

（3）体力劳动强度分级标准中规定的第三级、第四级体力劳动强度的作业;

（4）高处作业分级标准中规定的第三级、第四级高处作业。

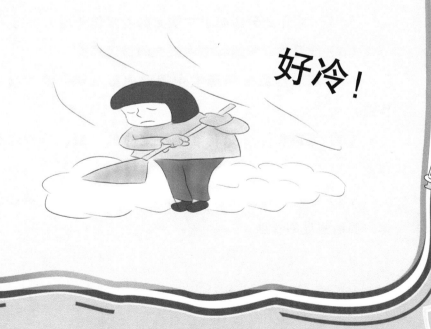

好冷!

10. 女职工在孕期禁忌从事的劳动范围是什么？

《女职工劳动保护特别规定》附录第三条规定了女职工在孕期禁忌从事的劳动范围：

（1）作业场所空气中铅及其化合物、汞及其化合物、苯、镉、铍、砷、氰化物、氮氧化物、一氧化碳、二硫化碳、氯、己内酰胺、氯丁二烯、氯乙烯、环氧乙烷、苯胺、甲醛等有毒物质浓度超过国家职业卫生标准的作业；

（2）从事抗癌药物、己烯雌酚生产，接触麻醉剂气体等的作业；

（3）非密封源放射性物质的操作，核事故与放射事故的应急处置；

（4）高处作业分级标准中规定的高处作业；

（5）冷水作业分级标准中规定的冷水作业；

（6）低温作业分级标准中规定的低温作业；

（7）高温作业分级标准中规定的第三级、第四级的作业；

（8）噪声作业分级标准中规定的第三级、第四级的作业；

（9）体力劳动强度分级标准中规定的第三级、第四级体力劳动强度的作业；

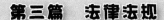

（10）在密闭空间、高压室作业或者潜水作业，伴有强烈振动的作业，或者需要频繁弯腰、攀高、下蹲的作业。

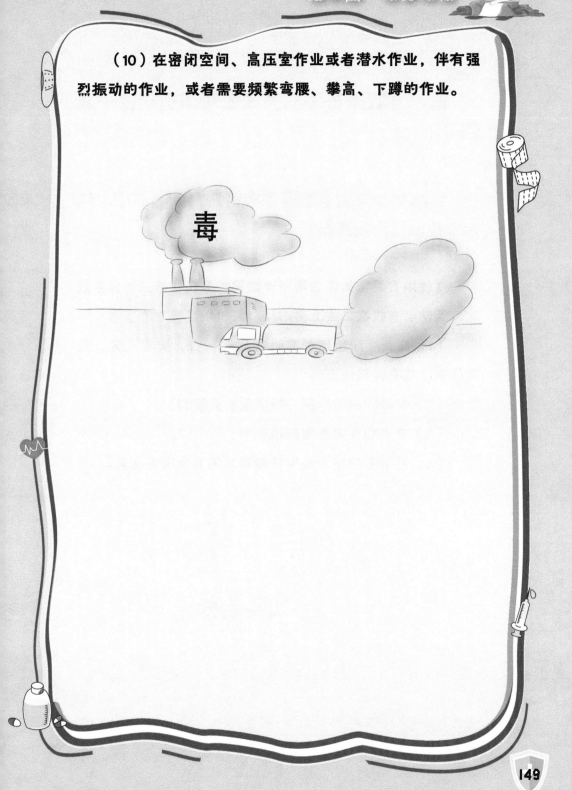

毒

五、《使用有毒物品作业场所劳动保护条例》

1. 从事使用有毒物品作业时，劳动者有权从用人单位获得哪些资料？

《使用有毒物品作业场所劳动保护条例》第三十九条规定，劳动者有权在正式上岗前从用人单位获得下列资料：

（1）作业场所使用的有毒物品的特性、有害成分、预防措施、教育和培训资料；

（2）有毒物品的标签、标识及有关资料；

（3）有毒物品安全使用说明书；

（4）可能影响安全使用有毒物品的其他有关资料。

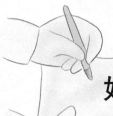

如实告知

2. 使用有毒物品作业的用人单位按照国家规定参加工伤保险的，患职业病的劳动者可以享受的工伤保险待遇有哪些？

《使用有毒物品作业场所劳动保护条例》第四十一条规定，用人单位按照国家规定参加工伤保险的，患职业病的劳动者有权按照国家有关工伤保险的规定，享受下列工伤保险待遇：

（1）医疗费；

（2）住院伙食补助费；

（3）康复费；

（4）残疾用具费；

（5）停工留薪期待遇；

（6）生活护理补助费；

（7）一次性伤残补助金；

（8）伤残津贴；

（9）死亡补助金；

（10）丧葬补助金；

（11）供养亲属抚恤金；

（12）国家规定的其他工伤保险待遇。

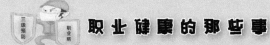
3. 使用有毒物品作业的用人单位未按照国家规定参加工伤保险的，患职业病的劳动者是否有相关的工伤待遇保障？

《使用有毒物品作业场所劳动保护条例》第四十二条规定：用人单位未参加工伤保险的，其劳动者从事有毒物品作业患职业病的，用人单位应当按照国家有关工伤保险规定的项目和标准，保证劳动者享受工伤待遇。

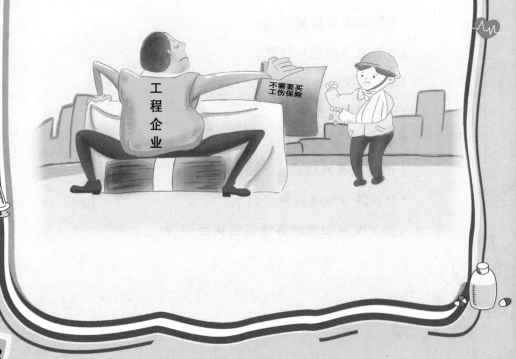

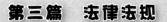

4. 所在用人单位无营业执照以及被依法吊销营业执照，劳动者从事使用有毒物品作业患职业病的该怎么办?

《使用有毒物品作业场所劳动保护条例》第四十三条规定：用人单位无营业执照以及被依法吊销营业执照，其劳动者从事使用有毒物品作业患职业病的，应当按照国家有关工伤保险规定的项目和标准，给予劳动者一次性赔偿。

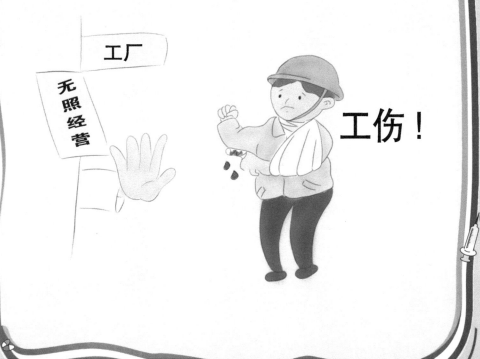

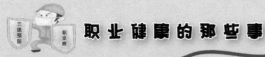

5. 所在用人单位分立、合并、解散、破产了，劳动者从事使用有毒物品作业患职业病的该怎么办？

　　《使用有毒物品作业场所劳动保护条例》第四十四条规定：用人单位分立、合并的，承继单位应当承担由原用人单位对患职业病的劳动者承担的补偿责任。

　　用人单位解散、破产的，应当依法从其清算财产中优先支付患职业病的劳动者的补偿费用。

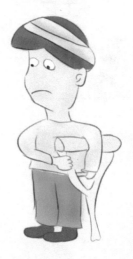

使用有毒
物品作业
场所劳动
保护条例

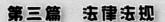

6. 用人单位不履行《使用有毒物品作业场所劳动保护条例》，劳动者应该怎么办？

　　《使用有毒物品作业场所劳动保护条例》第五十条规定：卫生行政部门应当采取措施，鼓励对用人单位的违法行为进行举报、投诉、检举和控告。

　　卫生行政部门对举报、投诉、检举和控告应当及时核实，依法作出处理，并将处理结果予以公布。

　　卫生行政部门对举报人、投诉人、检举人和控告人负有保密的义务。

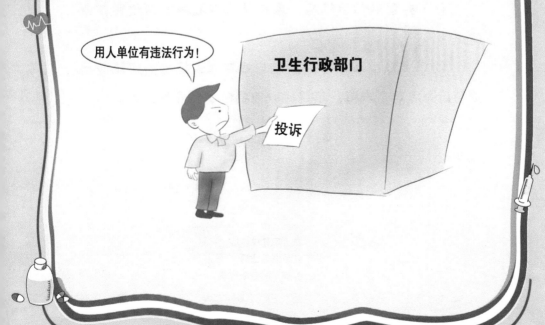

六、其他规定

1. 离开工作岗位后或退休后才被诊断或鉴定为职业病该怎么办?

根据《人力资源社会保障部关于执行〈工伤保险条例〉若干问题的意见》第八条规定,曾经从事接触职业病危害作业、当时没有发现罹患职业病、离开工作岗位后被诊断或鉴定为职业病的符合下列条件的人员,可以自诊断、鉴定为职业病之日起一年内申请工伤认定,社会保险行政部门应当受理:

(1)办理退休手续后,未再从事接触职业病危害作业的退休人员;

(2)劳动或聘用合同期满后或者本人提出而解除劳动或聘用合同后,未再从事接触职业病危害作业的人员。

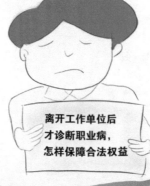

离开工作单位后才诊断职业病,怎样保障合法权益

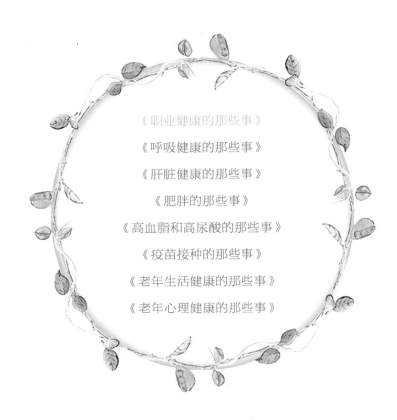

《职业健康的那些事》

《呼吸健康的那些事》

《肝脏健康的那些事》

《肥胖的那些事》

《高血脂和高尿酸的那些事》

《疫苗接种的那些事》

《老年生活健康的那些事》

《老年心理健康的那些事》

策划编辑：李艳辉　杨林谕

责任编辑：候一炜

封面设计：潘昱含

版式设计：郁　文

天猫旗舰店

京东专营店

ISBN 978-7-5532-1076-6

定价：42.00元